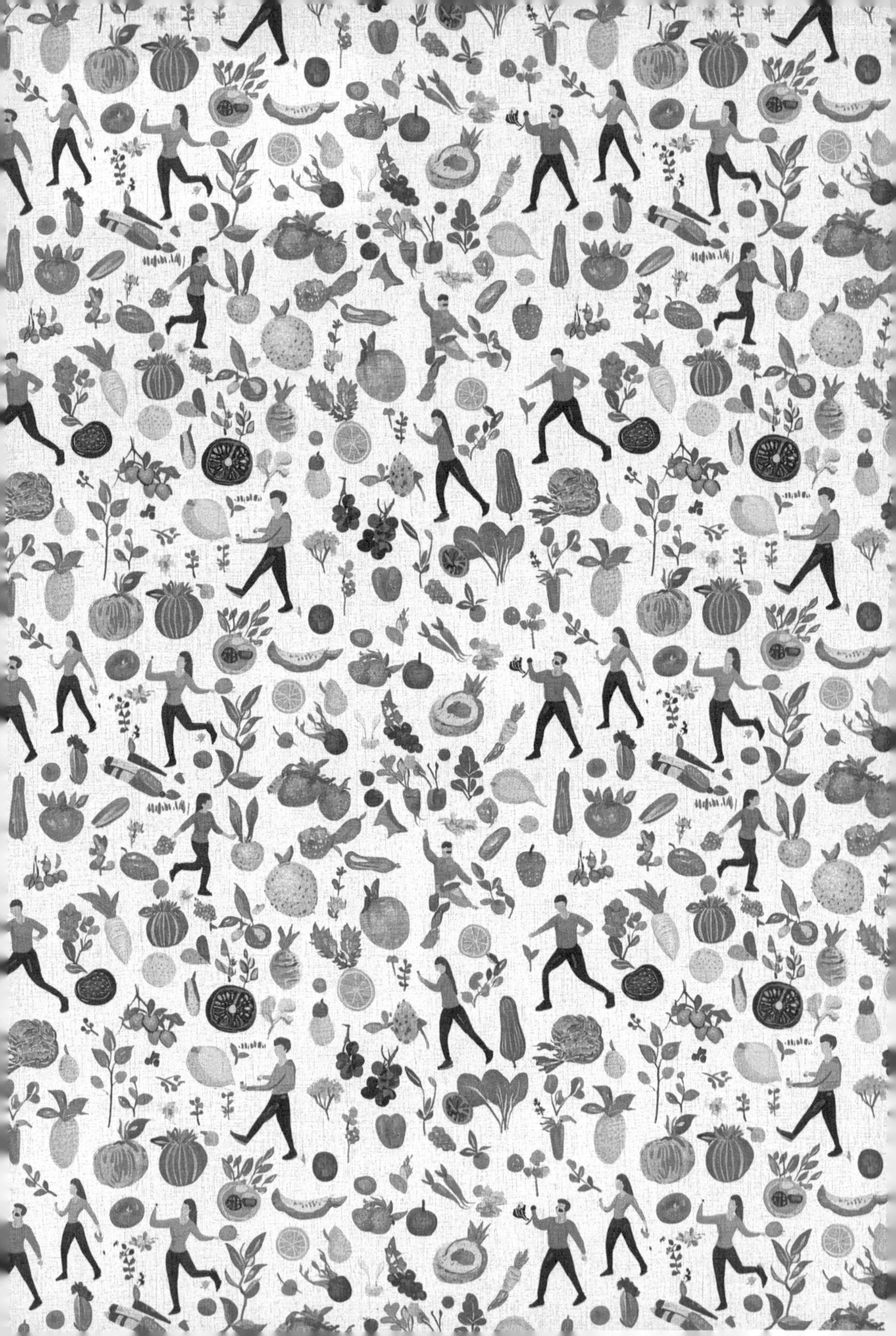

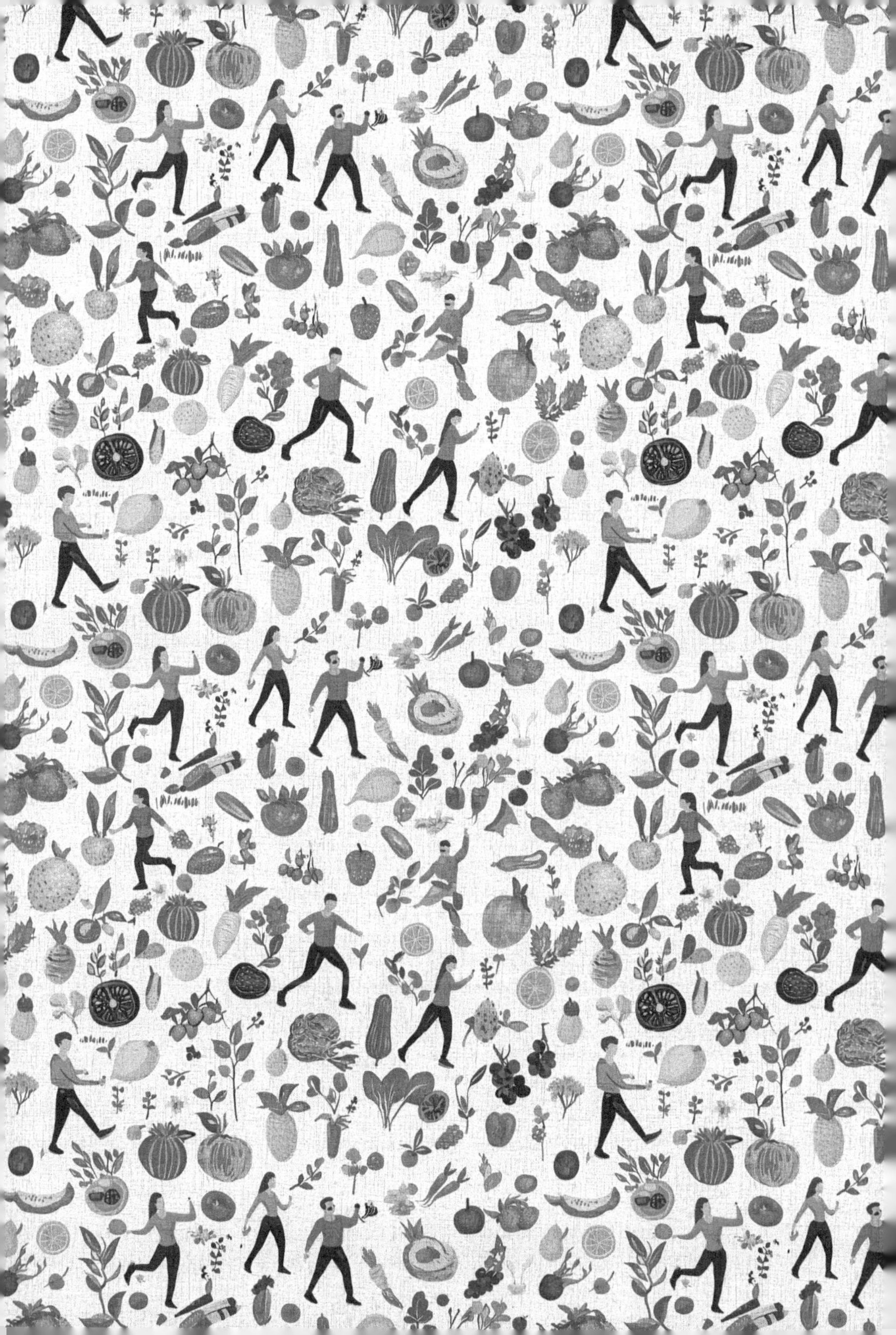

Colofon

Saage Media GmbH
c/o SpinLab – The HHL Accelerator
Spinnereistraße 7
04179 Leipzig, Germany
E-Mail: contact@SaageMedia.com
Web: www.SaageMedia.com
Commercial Register: Local Court Leipzig, HRB 42755 (Handelsregister: Amtsgericht Leipzig, HRB 42755)
Managing Director: Rico Saage (Geschäftsführer)
VAT ID Number: DE369527893 (USt-IdNr.)

Uitgever: Saage Media GmbH
Publicatie: 02.2025
Omslagontwerp: Saage Media GmbH
ISBN Paperback (nl): 978-3-384-52222-1
ISBN Ebook (nl): 978-3-384-52223-8

Juridisch / Kennisgevingen

De externe links en bronverwijzingen in dit boek zijn gecontroleerd op het moment van publicatie. De auteur heeft geen invloed op de huidige en toekomstige vormgeving en inhoud van de gelinkte pagina's. De aanbieder van de gelinkte website is als enige aansprakelijk voor illegale, onjuiste of onvolledige inhoud en voor schade die ontstaat door het gebruik of niet-gebruik van de informatie, niet degene die via links naar de betreffende publicatie verwijst. Alle gebruikte externe bronnen zijn vermeld in de bibliografie. Ondanks zorgvuldige inhoudelijke controle aanvaarden wij geen aansprakelijkheid voor de inhoud van externe bronnen. De exploitanten van de geciteerde bronnen zijn als enige verantwoordelijk voor hun inhoud. Afbeeldingen en bronnen van derden zijn als zodanig gemarkeerd. Reproductie, verwerking, verspreiding en elk type gebruik buiten de grenzen van het auteursrecht vereisen de schriftelijke toestemming van de respectieve auteur of maker.
Dit boek is vertaald uit het Duits. Afwijkingen van het origineel of vertaalfouten kunnen niet volledig worden uitgesloten. Alle in het boek genoemde bronnen zijn beschikbaar in het Engels. Wij aanvaarden geen aansprakelijkheid voor eventuele inhoudelijke onnauwkeurigheden of misverstanden die door de vertaling zijn ontstaan.
De gegevens in de diagrammen die niet expliciet zijn gemarkeerd met een bron zijn niet gebaseerd op studies maar zijn vrijblijvende aannames voor een betere visualisatie.
Dit boek is gemaakt met behulp van Kunstmatige Intelligentie (AI) en andere tools. Onder andere zijn er tools gebruikt voor onderzoek, schrijven/bewerken en het genereren van decoratieve illustraties. Ondanks controle kunnen fouten niet volledig worden uitgesloten. We willen benadrukken dat het gebruik van AI dient als ondersteunend hulpmiddel om onze lezers een kwalitatief hoogwaardige en inspirerende leeservaring te bieden.

De bronverwijzingen en citaten in dit boek zijn zorgvuldig onderzocht en in betekenis weergegeven. De interpretatie en presentatie van de geciteerde inhoud weerspiegelt de opvatting van de auteur en komt niet noodzakelijkerwijs overeen met de intentie of mening van de oorspronkelijke auteurs. Bij contextuele citaten zijn de kernuitspraken van de originele bronnen naar beste weten en geweten in de context van dit werk opgenomen, maar kunnen door de overdracht en vereenvoudiging afwijken van de oorspronkelijke formuleringen en betekenisnuances. Alle gebruikte bronnen zijn volledig vermeld in de literatuurlijst en kunnen daar in het origineel worden nagelezen. De verantwoordelijkheid voor de interpretatie en contextuele inbedding van de geciteerde inhoud ligt bij de auteur van dit boek. Voor wetenschappelijke vragen en gedetailleerde informatie wordt aanbevolen de originele bronnen te raadplegen. De auteur heeft zich ingespannen om complexe wetenschappelijke zaken begrijpelijk weer te geven. Daarbij kunnen vereenvoudigingen en generalisaties niet worden uitgesloten. Voor de technische juistheid en volledigheid van de vereenvoudigde presentaties kan geen garantie worden gegeven. De contextuele weergave van citaten en wetenschappelijke bevindingen gebeurt gewetensvol met inachtneming van het citaatrecht volgens § 51 van de Auteurswet en alle relevante auteursrechtelijke bepalingen van andere landen. Bij de vereenvoudiging, overdracht en eventuele vertaling van wetenschappelijke inhoud naar een algemeen begrijpelijke taal kunnen betekenisnuances en technische details verloren gaan. De auteur maakt geen aanspraak op de rechten van de geciteerde werken en respecteert alle auteursrechten van de oorspronkelijke auteurs. Mocht er ongeoorloofd gebruik worden vastgesteld, verzoekt de auteur om melding om passende maatregelen te kunnen nemen. Voor academische doeleinden en bij gebruik als wetenschappelijke referentie wordt uitdrukkelijk aanbevolen terug te grijpen naar de originele bronnen. De vereenvoudigde presentatie dient uitsluitend voor populairwetenschappelijke informatie.

De in dit boek gepresenteerde stofwisselingskuur en de daarmee samenhangende voedings- en bewegingsaanbevelingen zijn gebaseerd op zorgvuldige research en praktische ervaringen. Toch kan noch volledigheid noch foutloosheid van de gegevens worden gegarandeerd. De beschreven stofwisselingskuur is niet bedoeld als vervanging voor professionele medische advies of behandeling. Voor het begin van de kuur dient u uw gezondheidstoestand door een arts te laten controleren, vooral als u lijdt aan bestaande aandoeningen, medicijnen gebruikt of zwanger bent. De uitvoering van de voedingsaanbevelingen en het bewegingsprogramma geschiedt op eigen verantwoordelijkheid. Voor eventuele gezondheidschade of ongewenste effecten die voortvloeien uit het toepassen van de beschreven methoden, wordt geen aansprakelijkheid aanvaard. De ketogene voeding kan voor bepaalde groepen mensen contra-indicaties hebben. In geval van twijfel raadpleeg alstublieft een voedingsdeskundige of arts die u individueel kan adviseren over uw persoonlijke situatie. Alle gegevens over voedingswaarden, caloriehoeveelheden en bewegingsunits zijn richtlijnen en kunnen afhankelijk van de individuele constitutie aangepast moeten worden. Wetenschappelijke inzichten op het gebied van voeding en stofwisseling ontwikkelen zich voortdurend, zodat bepaalde informatie op het moment van lezen mogelijk niet meer de meest actuele stand van zaken weerspiegelt. De in het boek genoemde merken en productnamen kunnen handelsmerken of geregistreerde handelsmerken van hun respectieve eigenaren zijn. De gebruikte bronnen zijn in de bijlage vermeld.

Bendis Saage

Stofwisselingskuur zonder HCG: Metabolisme Puur & Stofwisseling Plus

Natuurlijke stofwisseling hulp met metabolisme kruiden, shakes en beweging voor een duurzame stofwisseling boost - 30 dagen programma

62 Bronnen
42 Diagrammen
42 Afbeeldingen
7 Illustraties

Beste lezers,

wij danken u hartelijk dat u voor dit boek hebt gekozen. Met uw keuze heeft u ons niet alleen uw vertrouwen gegeven, maar ook een deel van uw kostbare tijd. Dat waarderen wij zeer.

Wilt u uw stofwisseling op een natuurlijke manier optimaliseren en duurzaam afvallen? Dit boek toont een wetenschappelijk onderbouwde weg naar stofwisselingoptimalisatie - geheel zonder kunstmatige hormonen. De 30-dagen stofwisselingkuur combineert een ketogene voeding met een uitgebalanceerd bewegingsprogramma en houdt rekening met de natuurlijke regulatiemechanismen van het lichaam. U ontvangt een gestructureerd plan met praktische voedingsaanbevelingen en effectieve oefeningen voor stofwisselingsactivatie. Het concept legt op begrijpelijke wijze de biologische samenhangen uit en laat zien hoe u stofwisselingsblokkades kunt oplossen en uw metabolische flexibiliteit kunt verbeteren. Door de combinatie van ketogene voeding, gerichte beweging en stofwisselingsreset bereikt u een duurzame aanpassing van uw energiehuishouding. Begin nu met deze praktijkgerichte gids voor een gezonder leven met een optimaal functionerende stofwisseling.

Deze gids biedt u begrijpelijke en praktische informatie over een complex onderwerp. Dankzij zelf ontwikkelde digitale tools die ook gebruik maken van neurale netwerken, konden we uitgebreid onderzoek doen. De inhoud is optimaal gestructureerd en ontwikkeld tot de definitieve versie om u een goed onderbouwd en gemakkelijk toegankelijk overzicht te bieden. Het resultaat: u krijgt een uitgebreid inzicht en profiteert van duidelijke uitleg en illustratieve voorbeelden. Ook het visuele ontwerp is geoptimaliseerd door deze geavanceerde methode zodat u de informatie snel kunt begrijpen en gebruiken.

Wij streven naar de hoogste nauwkeurigheid, maar zijn dankbaar voor elke aanwijzing van mogelijke fouten. Bezoek onze website om de laatste correcties en aanvullingen op dit boek te vinden. Deze zullen ook in toekomstige edities worden verwerkt.

We hopen dat u geniet van het lezen en nieuwe dingen ontdekt! Als u suggesties, kritiek of vragen heeft, kijken we uit naar uw feedback. Alleen door actieve uitwisseling met u, de lezers, kunnen toekomstige edities en werken nog beter worden. Blijf nieuwsgierig!

Bendis Saage

Saage Media GmbH - Team

- www.SaageBooks.com/nl
- support@saagemedia.com
- Spinnereistraße 7 - c/o SpinLab – The HHL Accelerator, 04179 Leipzig, Germany

Snelle toegang tot kennis

Om een optimale leeservaring te garanderen, willen we u vertrouwd maken met de belangrijkste kenmerken van dit boek:

- **Modulaire Structuur:** Elk hoofdstuk staat op zichzelf en kan onafhankelijk van de andere worden gelezen.
- **Grondig Onderzoek:** Alle hoofdstukken zijn gebaseerd op grondig onderzoek en worden ondersteund door wetenschappelijke referenties. De gegevens in de diagrammen dienen voor een betere visualisatie en zijn gebaseerd op aannames, niet op de gegevens uit de bronnen. Een uitgebreide lijst van bronnen en beeldcredits is te vinden in de bijlage.
- **Duidelijke Terminologie:** Onderstreepte technische termen worden uitgelegd in de verklarende woordenlijst.
- **Hoofdstuksamenvattingen:** Aan het einde van elk hoofdstuk vindt u beknopte samenvattingen die u een overzicht geven van de belangrijkste punten.
- **Concrete Aanbevelingen:** Elk subhoofdstuk wordt afgesloten met een lijst met specifieke adviezen om u te helpen het geleerde in de praktijk te brengen.

Extra bonusmateriaal op onze website

Op onze website zijn wij van plan de volgende exclusieve materialen ter beschikking te stellen:

- Bonusinhoud en extra hoofdstukken
- Een compact totaaloverzicht
- Een hoorspelversie. (In planning)

De website is momenteel nog in aanbouw.

www.SaageBooks.com/nl/
stofwisselingskuur_zonder_hcg-bonus-SCOSHW

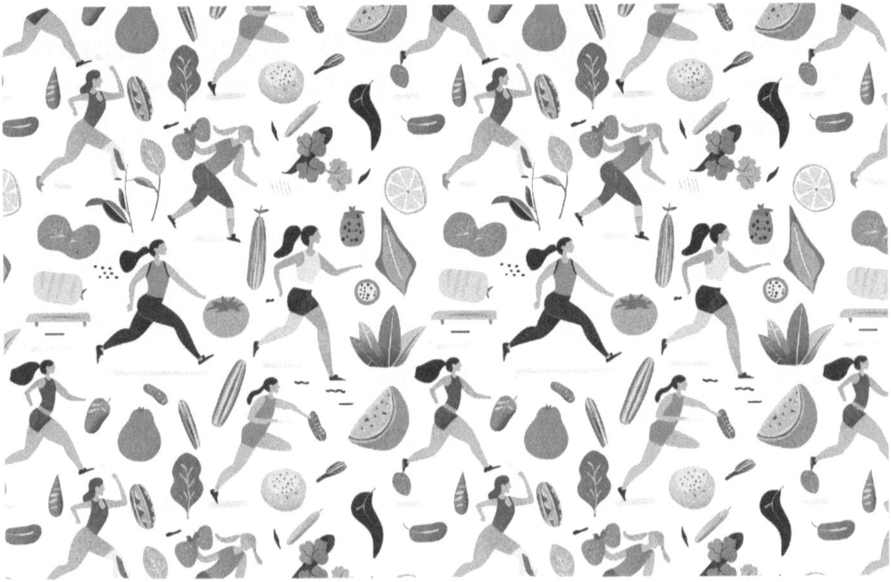

Inhoudsopgave

- 1. Basisprincipes van het metabolisme
  - 1. 1 Voordelen zonder hormonen
    - Natuurlijke metabolisme-optimalisatie
    - Lichaamseigen regelmechanismen
    - Duurzame metabole aanpassing
  - 1. 2 Metabolisme begrijpen
    - Biologische stofwisselingsprocessen
    - Natuurlijke metabole regulatie
    - Metabolische basisfuncties
  - 1. 3 Verloop van de 30-dagenkuur
    - Voorbereidingsfase
    - Hooffase van de metabole omschakeling
    - Stabilisatiefase

- 2. Voedingsconcept
  - 2. 1 Metabolismevriendelijke maaltijden
    - Voedingsstoffenverdeling
    - Maaltijdenritme
    - Portiegroottes
  - 2. 2 Ketogeen dieet
    - Vetmetabolisme activeren
    - Koolhydraatvermindering
    - Eiwitbehoefte dekken
  - 2. 3 Levensmiddelenkeuze
    - Metabolisme-stimulerende voedingsmiddelen
    - Verboden levensmiddelen
    - Specerijen en kruiden

- 3. Bewegingsprogramma
  - 3. 1 Metabolisme-activerende oefeningen
    - Duuroefeningen
    - Krachttraining
    - Lenigheidsoefeningen
  - 3. 2 Trainingsintensiteit
    - Belastingscontrole
    - Herstelfasen
    - Prestatieverbetering
  - 3. 3 Dagelijkse activiteiten
    - Bewegingsroutines
    - Activiteitsverhoging

- 4. Metabolisme-reset
  - 4. 1 Ontgiftingsprocessen
    - Leverontlasting
    - Darmgezondheid
    - Celregeneratie
  - 4. 2 Hormoonbalans
    - Stresshormoonregulatie
    - Schildklierfunctie
    - Insulinegevoeligheid
  - 4. 3 Metabolische blokkades
    - Oorzakenanalyse
    - Oplossingsstrategieën
    - Preventieve maatregelen

- 5. Langetermijnsucces
  - 5. 1 Metabolisme-optimalisatie
    - Duurzame verandering
    - Metabolische flexibiliteit
    - Metabolische efficiëntie
  - 5. 2 Gewichtsbeheer
    - Vetverbranding
    - Spierbehoud
  - 5. 3 Levensstijlaanpassing
    - Slaapoptimalisatie
    - Stressvermindering
    - Gedragsverandering
- Bronnen
- Afbeeldingsbronnen

1. Basisprincipes van het metabolisme

Waarom verliezen sommige mensen ondanks een dieet geen gewicht, terwijl anderen schijnbaar moeiteloos hun gewicht verminderen? De menselijke stofwisseling volgt complexe regels die veel verder gaan dan simpele calorieën tellen. Een gerichte stofwisselingskuur kan deze natuurlijke processen activeren en het lichaam in een optimale vetverbrandingsmodus brengen. De komende 30 dagen zullen uw stofwisseling duurzaam omstellen - geheel zonder kunstmatige hormonen of risicovolle preparaten. Ontdek hoe uw lichaam zijn eigen vetreserves effectief kan benutten.

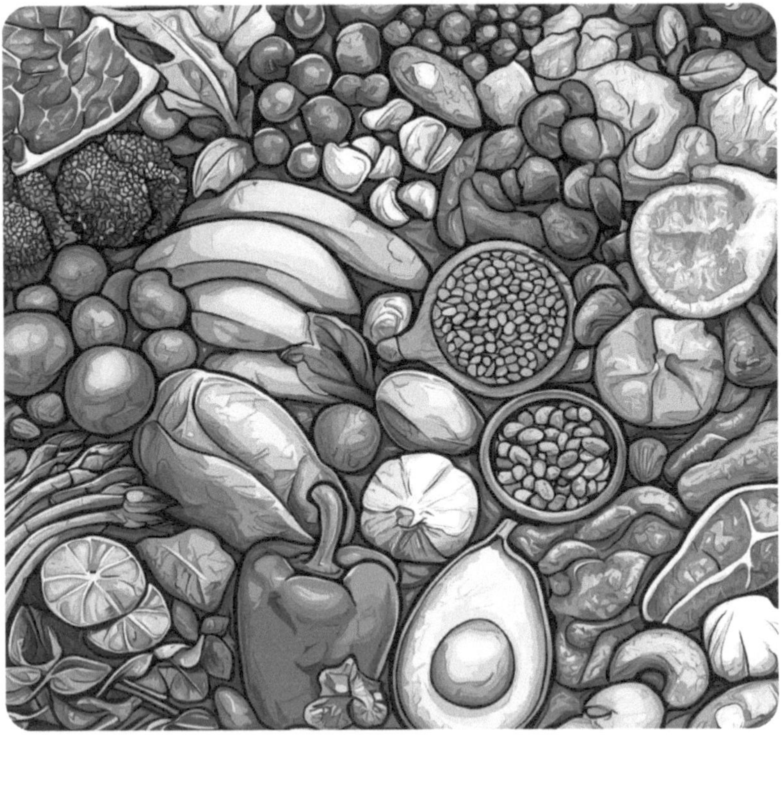

1. 1 Voordelen zonder hormonen

Een geoptimaliseerde stofwisseling is de basis voor duurzaam gewichtsmanagement en welzijn. In plaats van op hormonen terug te vallen, maakt deze stofwisselingskuur gebruik van lichaamseigen mechanismen zoals de stimulatie van het groeihormoon en de optimalisatie van de schildklierfunctie. Het onderzoekt de voordelen van caloriebeperking, intermittent vasten en vezelrijke voeding – strategieën die niet alleen de vetverbranding activeren, maar ook de insulinegevoeligheid en darmgezondheid verbeteren. Deze natuurlijke benadering vermijdt de risico's van hormonale ingrepen en bevordert langdurige, positieve veranderingen. Ontdek nu hoe u uw stofwisseling zonder hormonen kunt optimaliseren en uw gezondheid duurzaam kunt versterken.

Een succesvolle stofwisselingskuur is gebaseerd op de activatie van lichaamseigen regulatiemechanismen door natuurlijke methoden zoals caloriebeperking, intermittent vasten en vezelrijke voeding, in plaats van te vertrouwen op externe hormonen.

Natuurlijke stofwisselingsoptimalisatie

Een geoptimaliseerd metabolisme is de sleutel tot duurzaam gewichtsbeheer en algemeen welzijn. In plaats van op externe hormonen te vertrouwen, richt de natuurlijke stofwisselingsoptimalisatie zich op lichaamsprocessen. Een manier is de beïnvloeding van het groeihormoon. Groeihormoon vrijmakende hormonen, lichaamseigen boodschappers, kunnen de pulserende secretie van het groeihormoon stimuleren. Dit kan een positieve invloed hebben op de lichaamssamenstelling en het metabolisme door visceraal vet te verminderen en de bloedvetwaarden te verbeteren, zonder de insulinegevoeligheid negatief te beïnvloeden [s1]. Deze positieve effecten op het cardiovasculaire risico lijken onafhankelijk van de totale vetmassa te zijn en kunnen worden gemedieerd door een verlaging van risicomarkers [s1]. Een ander belangrijk aspect is de schildklier. Schildklierhormonen beïnvloeden het metabolisme sterk, maar een overdosis brengt gezondheidsrisico's met zich mee voor metabolisme en hart [s2]. Een evenwichtige voeding en natuurlijke methoden hebben daarom de voorkeur boven manipulatie door hormonen [s2]. Intermittent vasten (IF) biedt een andere benadering. IF schakelt het metabolisme van glucose- naar vet- en ketonverbranding zodra de glycogeenvoorraden na 12 tot 36 uur uitgeput zijn [s3]. Deze

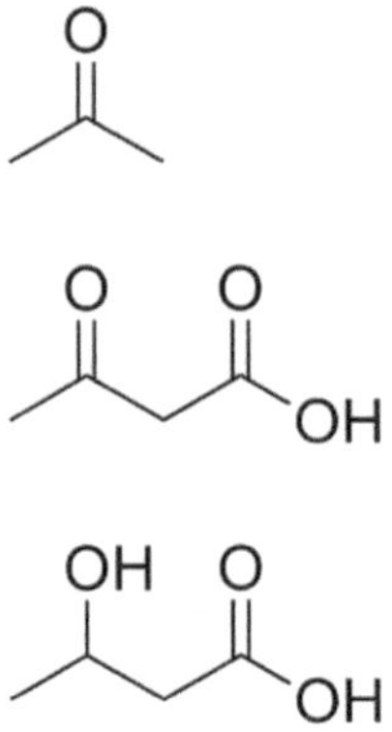

Keton [i1]

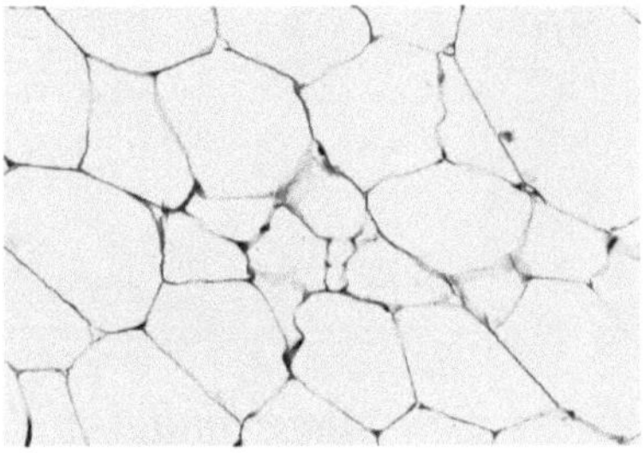

Visceraal vet [i2]

"metabolische schakelaar" maakt ketonen de belangrijkste energiebron voor de hersenen en het lichaam, behoudt spiermassa en kan bij overgewicht de vetmobilisatie en insulinegevoeligheid verbeteren [s3]. Bovendien heeft IF een ontstekingsremmend effect, kan het risico op stofwisselingsziekten verlagen, de bloeddruk en cholesterolwaarden verbeteren en zelfs neuroprotectieve effecten hebben [s3]. Wie met IF begint, kan bijvoorbeeld op twee dagen per week de voedselinname beperken tot een tijdsvenster van acht uur en op de overige dagen normaal eten.

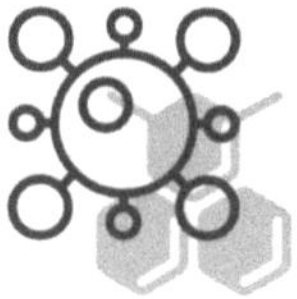

Stofwisselingsactivatie

Vergelijking: Natuurlijke vs. Hormonale methoden

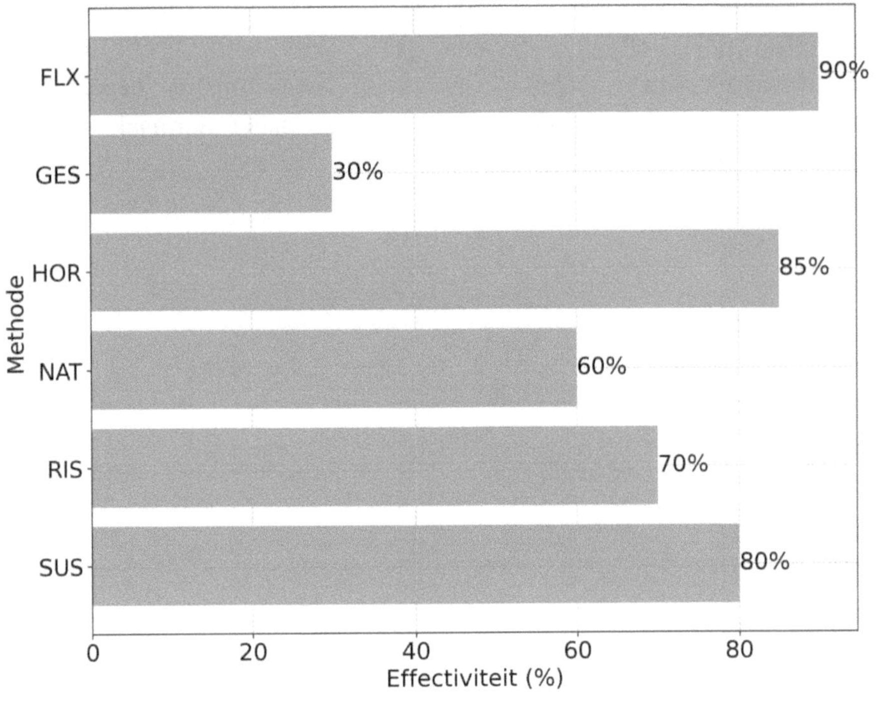

FLX: Flexibiliteit

GES: Snelheid

HOR: Hormonale methode

NAT: Natuurlijke optimalisatie

RIS: Risico

SUS: Duurzaamheid

De natuurlijke stofwisselingsoptimalisatie scoort aanzienlijk beter op gebieden zoals duurzaamheid, risico en flexibiliteit dan de hormonale aanpak. Hormonale methoden laten weliswaar een sneller gewichtsverlies zien, maar met potentiële bijwerkingen en een beperkt langetermijneffect.

Lichaamseigen reguleringsmechanismen

Het menselijk lichaam beschikt over complexe mechanismen voor zelfregulatie van de stofwisseling, die veel verder gaan dan alleen de beschouwing van individuele hormonen. Deze reguleringsmechanismen grijpen in elkaar en reageren dynamisch op verschillende invloeden zoals voedselinname, lichamelijke activiteit en slaap. Calorierestrictie, oftewel de bewuste vermindering van de calorie-inname, heeft een blijvende invloed op deze processen [s4]. Het beïnvloedt niet alleen de lichaamssamenstelling, maar modulerend ook de insulineafgifte, de activiteit van de schildklierhormonen en de efficiëntie van de mitochondriën, de energiecentrales van de cellen. Interessant is dat deze aanpassingen vaak behouden blijven, zelfs wanneer het gewicht na een dieet wordt behouden. Een verbeterde insulinegevoeligheid kan op lange termijn bijdragen aan een stabielere bloedsuikerspiegel. Ook de schildklier, die een centrale rol in de stofwisseling speelt, reageert op de calorie-inname. Haar hormonen reguleren onder andere het energieverbruik en de lichaamstemperatuur. De mitochondriale energie-efficiëntie bepaalt op haar beurt hoe effectief het lichaam energie uit voedingsstoffen haalt. Een verhoogde efficiëntie betekent dat er meer energie beschikbaar is voor de cellulaire functies en dat er minder als warmte verloren gaat. Naast calorierestrictie biedt ook intermitterend vasten (IF) mogelijkheden om de lichaamseigen reguleringsmechanismen positief te beïnvloeden [s5]. IF heeft niet alleen invloed op de stofwisseling door de vetverbranding te stimuleren, maar beïnvloedt ook de interne klok van het lichaam, het circadiane ritme. Een stabiel circadiane ritme is belangrijk voor talrijke stofwisselingsprocessen, de hormoonproductie en de slaap-waakcyclus. Wie zijn circadiane ritme ondersteunt door regelmatige bedtijden en eetmomenten, kan zo zijn stofwisseling optimaliseren. Een ander positief effect van IF is zichtbaar in de darmen: de samenstelling van de darmflora, ook wel microbiota genoemd, verandert. Een gezonde darmflora is belangrijk voor de spijsvertering, de opname van voedingsstoffen en het immuunsysteem, en speelt ook een rol bij de regulatie van de stofwisseling. De bacteriën in de darmen produceren korteketenvetzuren, die op hun beurt positieve effecten op de stofwisseling en de gezondheid kunnen hebben. Door de dagelijkse eetmomenten te verminderen, kan IF bovendien de totale energie-inname verlagen en zo het risico op overgewicht verminderen. Naast calorierestrictie en IF speelt de vezelinname een belangrijke rol voor een gezonde stofwisseling [s6]. Vezels, die vooral in plantaardige voedingsmiddelen voorkomen, bevorderen ook een gezonde darmflora en dragen bij aan de verbetering van de insulinegevoeligheid. Een vezelrijk dieet, dat bijvoorbeeld volkorenproducten, groenten en fruit omvat, kan het risico op type 2-diabetes verlagen. De fermentatie van vezels in de darmen produceert korteketenvetzuren (SCFA's), die positieve effecten op de gezondheid kunnen hebben. Een hoog vezelgehalte in de voeding wordt geassocieerd met een vermindering van ontstekingen en een lager risico op chronische ziekten. Vezels kunnen de darmmotiliteit verbeteren en constipatie voorkomen, wat ook bijdraagt aan de algemene gezondheid. Door de interactie van deze verschillende reguleringsmechanismen kan het lichaam zijn stofwisseling effectief aansteken en zich aanpassen aan veranderde omstandigheden. Een evenwichtige voeding, regelmatige lichaamsbeweging en voldoende slaap zijn belangrijke factoren om deze lichaamseigen processen optimaal te ondersteunen en op lange termijn de gezondheid te bevorderen.

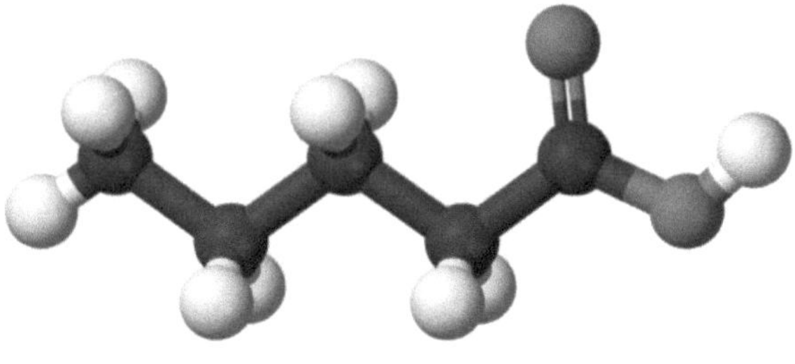

Korteketenvetzuren [i3]

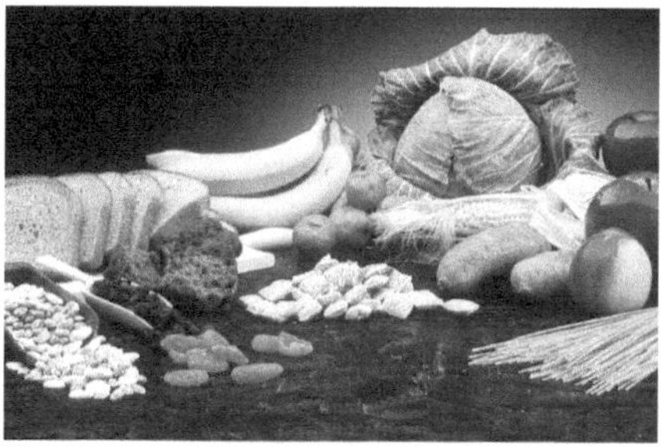

Voedingsvezels [i4]

Goed om te weten

Calorierestrictie

Een verminderde calorie-inname kan de stofwisseling positief beïnvloeden door de vetverbranding te bevorderen en de basale stofwisseling te verhogen. Dit kan leiden tot gewichtsverlies zonder dat hormonen hoeven te worden ingezet.

Insulineafgifte

De insulineafgifte, die door de alvleesklier wordt gereguleerd, speelt een belangrijke rol bij de regulatie van de bloedsuikerspiegel. Door een stofwisselingskuur zonder HCG kan de insulinegevoeligheid worden verbeterd en de natuurlijke insulineproductie worden geoptimaliseerd.

Intermitterend Vasten (IF)

Intermitterend vasten is een voedingspatroon waarbij eetfasen afwisselen met vastfasen. Het kan de stofwisseling stimuleren, de vetverbranding bevorderen en de insulinegevoeligheid verbeteren, zonder hormonen te hoeven gebruiken.

Korteketenvetzuren (SCFA's)

Korteketenvetzuren, die ontstaan door de fermentatie van vezels in de darmen, hebben positieve effecten op de stofwisseling en de darmgezondheid. Een stofwisselingskuur zonder HCG kan de productie van deze vetzuren stimuleren.

Regelmechanismen van het lichaam

Verdeling van interne regelsystemen.

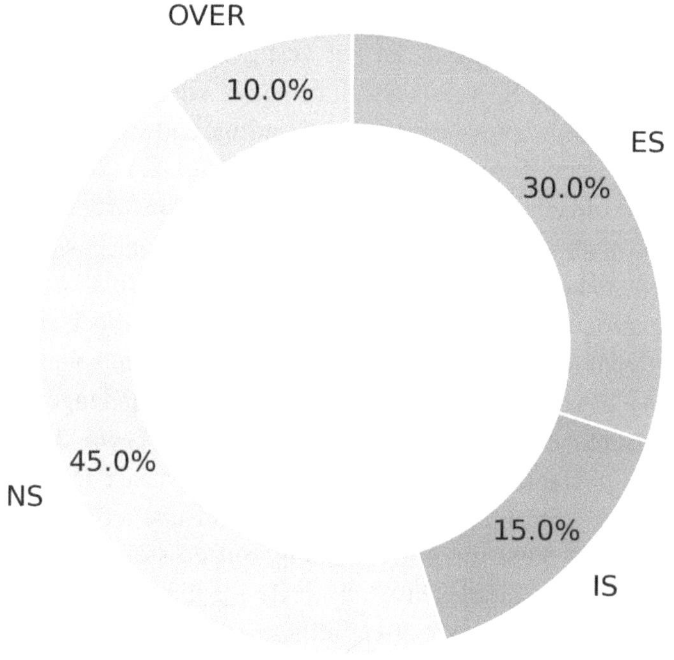

ES: Endocrien systeem

NS: Zenuwstelsel

IS: Immuunsysteem

OVER: Overige regulatoren (bijv. darm microbioom)

De visualisatie benadrukt de onderlinge verbondenheid van de regelsystemen van het lichaam. Terwijl het zenuwstelsel een dominante rol speelt in snelle reacties, dragen het endocriene en immuunsysteem aanzienlijk bij aan de algehele metabolische regulatie, wat het belang van een holistische benadering van metabolische gezondheid aantoont.

Duurzame stofwisselingsaanpassing

Duurzame stofwisselingsaanpassingen zijn gericht op het optimaliseren van de stofwisseling op lange termijn en niet alleen op het behalen van kortetermijnsuccessen. Een belangrijk aspect is het vermijden van het Jo-Jo-effect, dat vaak na diëten optreedt. In plaats van snelle gewichtsafname door radicale maatregelen, gaat het om het vestigen van gezonde gewoonten die de stofwisseling blijvend positief beïnvloeden. De in het vorige hoofdstuk genoemde voordelen van intermittierendem_fasten_if dragen aanzienlijk bij aan deze duurzame verandering. Zo kan de door IF geïnduceerde omschakeling naar vet- en ketonverbranding – de zogenaamde metabolische schakel – niet alleen de gewichtsreductie ondersteunen, maar ook de fysiologische functies optimaliseren en zelfs verouderingsprocessen vertragen [s7]. Een ander voordeel van IF is de bevordering van de spieropbouw of het behoud van spieren, wat op zijn beurt de basale stofwisseling verhoogt en zo op lange termijn de gewichtscontrole vergemakkelijkt [s7]. Wie bijvoorbeeld drie keer per week krachttraining doet en daarnaast IF toepast, kan profiteren van dit synergistische effect. Bovendien heeft de omschakeling van de stofwisseling ook een positieve invloed op de insulinesensitiviteit, wat het risico op stofwisselingsziekten zoals type 2 diabetes vermindert. Een duurzame stofwisselingsaanpassing omvat dus niet alleen gewichtscontrole, maar ook de verbetering van de algemene gezondheid en het welzijn.

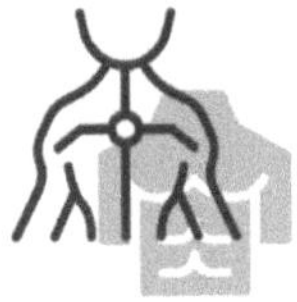

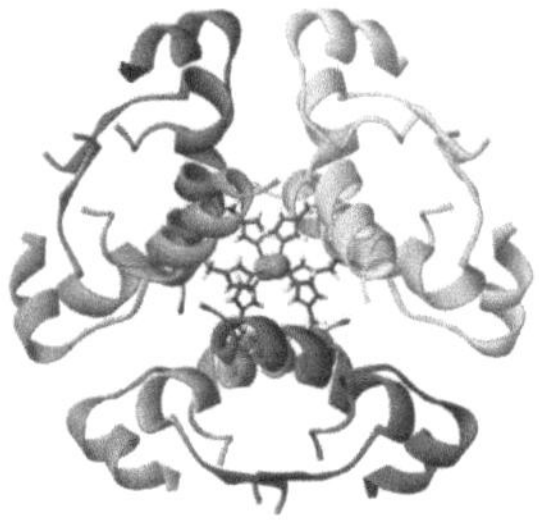

Insuline [i5]

Goed om te weten

Insulinesensitiviteit

Insulinesensitiviteit verwijst naar het vermogen van het lichaam om te reageren op het hormoon insuline, dat de bloedsuikerspiegel reguleert. Een stofwisselingskuur zonder HCG kan de insulinesensitiviteit verbeteren en zo het risico op stofwisselingsziekten zoals type 2 diabetes verlagen.

Jo-Jo-effect

Het Jo-Jo-effect beschrijft het fenomeen van herhaald gewichtsverlies en -toename, vaak na het beëindigen van een restrictief dieet, en kan worden vermeden door een stofwisselingskuur zonder HCG, omdat deze gericht is op duurzame veranderingen.

Metabolische Schakel

De metabolische schakel verwijst naar de omschakeling van het lichaam van het verbranden van glucose (suiker) als primaire energiebron naar het verbranden van vet en ketonen. Een stofwisselingskuur zonder HCG kan deze schakel activeren en zo de vetverbranding bevorderen.

Metabolische aanpassing in de tijd

Illustreert metabolische veranderingen tijdens een niet-HCG dieet.

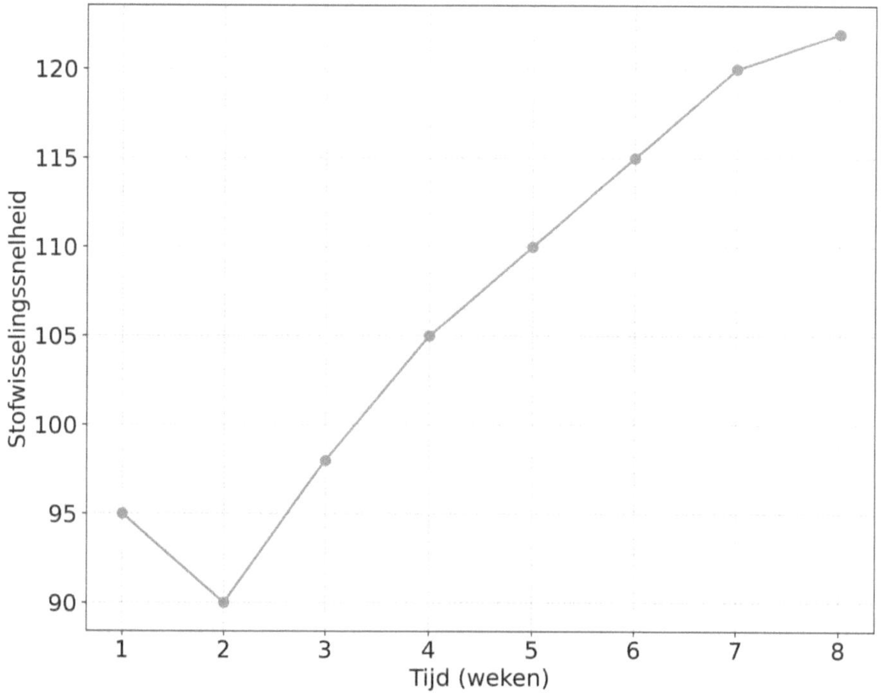

Deze grafiek toont een gestage verbetering van de metabolische functie gedurende de geobserveerde periode. De initiële dip suggereert een aanpassingsfase, gevolgd door consistente vooruitgang, wat duidt op een succesvolle aanpassing aan de dieetveranderingen. Deze aanhoudende verbetering suggereert langetermijnvoordelen zonder het gebruik van hormonen.

Concrete adviezen

- Integreer korte, intensieve bewegingssessies in uw dagelijkse routine, zoals traplopen of korte sprints, om de productie van groeihormoon te stimuleren.
- Drink voldoende water, vooral voor de maaltijden, om het verzadigingsgevoel te vergroten en de stofwisselingsprocessen te ondersteunen.
- Varieer uw voedingsmiddelen om een breed scala aan voedingsstoffen binnen te krijgen en de darmflora divers te houden.
- Zorg voor regelmatige bedtijden en een voldoende slaapduur om het circadiaanse ritme te stabiliseren en de hormoonproductie te optimaliseren.
- Kies voor voedingsmiddelen met een hoog vezelgehalte, zoals lijnzaad of chiazaad, die u in yoghurt of smoothies kunt mengen om de spijsvertering en het metabolisme te bevorderen.
- Integreer ontspanningstechnieken zoals yoga of meditatie in uw dagelijkse routine om stress te verminderen en de hormonale balans te ondersteunen.
- Geniet bewust en langzaam van uw maaltijden om de verzadigingssignalen van uw lichaam beter waar te nemen en hunkeringen te voorkomen.
- Experimenteer met verschillende vastenmethoden om de voor u optimale variant te vinden en uw stofwisselingsprocessen te stimuleren.
- Breng tijd door in de natuur om uw vitamine D-productie te stimuleren, wat belangrijk is voor het metabolisme en het immuunsysteem.
- Luister naar uw lichaam en respecteer zijn behoeften aan rust en beweging om op lange termijn uw gezondheid en welzijn te bevorderen.
- Focus op volwaardige, onbewerkte voedingsmiddelen en verminder de consumptie van suikerhoudende dranken en kant-en-klaar

producten om uw metabolisme te ontlasten.

1. 2 Metabolisme begrijpen

Een goed functionerende stofwisseling is essentieel voor gezondheid en welzijn. Het regelt niet alleen de energieproductie en de opbouw van lichaamsstructuren, maar beïnvloedt ook specifieke cel functies en de immuniteit. Stoornissen in de stofwisseling kunnen leiden tot ernstige aandoeningen zoals het metabool syndroom of hart- en vaatproblemen. De natuurlijke regulatie van de stofwisseling is een complex samenspel van hormonen, enzymen en signaalwegen. Schildklierhormonen en mechanismen zoals de metabole switch tijdens het vasten spelen hierbij een cruciale rol. Het begrijpen van deze processen is de sleutel tot een succesvolle stofwisselingkuur. Ontdek in het volgende hoofdstuk hoe u uw stofwisseling optimaal kunt ondersteunen en uw natuurlijke vetverbranding kunt activeren.

Stofwisselingsprocessen zijn niet alleen verantwoordelijk voor de energieproductie, maar beïnvloeden ook specifieke cellulaire functies, zoals immunologische reacties, celgroei en -differentiatie.

Biologische stofwisselingsprocessen

Biologische stofwisselingsprocessen zijn dynamische processen die het organisme in leven houden. Ze omvatten de opbouw en afbraak van stoffen (Anabolisme en Katabolisme) voor energieproductie, de opbouw van lichaamsstructuren en het handhaven van vitale functies [s8]. Hierbij spelen verschillende stofwisselingsroutes een rol, zoals de glycolyse – die glucose afbreekt – en de oxidatieve fosforylering, die in de mitochondriën energie produceert [s8]. Interessant is dat kankercellen, zelfs bij voldoende zuurstof, in toenemende mate de glycolyse gebruiken (Warburg-effect) [s8]. Deze veranderde stofwisselingsactiviteit leidt tot een verzuring van de tumoromgeving, wat op zijn beurt de tumorgroei bevordert [s8]. Net als de glycolyse in kankercellen, maken ook bepaalde immuuncellen, de M1-macrofagen, gebruik van deze stofwisselingsroute om hun pro-inflammatoire functies te vervullen [s9]. In tegenstelling tot M2-macrofagen, die betrokken zijn bij weefselherstel, gebruiken M2-macrofagen de oxidatieve fosforylering [s9]. Deze voorbeelden tonen aan hoe stofwisselingsprocessen niet alleen de energievoorziening reguleren, maar ook specifieke cel functies beïnvloeden. De schildklierhormonen T3 en T4 zijn ook betrokken bij de regulatie van de stofwisseling [s10]. Ze beïnvloeden de basaalmetabolisme, het zuurstofverbruik en de energieproductie [s10]. Ze hebben invloed op de koolhydraatstofwisseling, de vetafbraak (lipolyse) en de eiwitstofwisseling [s10]. Ook het groeihormoon wordt door schildklierhormonen beïnvloed, omdat ze synergetisch werken op de botgroei [s10]. De hormonen T3 en T4 zijn lipofiel, wat betekent dat ze transporteiwitten in het bloed nodig hebben. Slechts een klein deel van de hormonen circuleert vrij en kan de cellen binnendringen [s10]. Het hormoon T4 wordt in verschillende weefsels door de deiodinases omgezet in het actieve T3 [s10]. Een andere aanpassing van de stofwisseling vindt plaats tijdens het vasten, de zogenaamde stofwisselingswisseling [s11]. Hierbij schakelt het lichaam van glucoseverwerking over op het gebruik van vetzuren en ketonlichamen als energiebron [s11]. Dit gebeurt wanneer de glycogeenvoorraden van de lever zijn uitgeput en de vetafbraak in het vetweefsel toeneemt [s11]. De ketonlichamen dienen dan als energiebasis voor spieren en hersenen [s11]. De stofwisselingswisseling wordt gereguleerd door signaalroutes zoals PPAR-α en SIRT1, die de vetzuuroxidatie en de vorming van nieuwe mitochondriën in spiercellen bevorderen [s11]. Deze wissel kan de insulinegevoeligheid verbeteren en ontstekingsmarkers verminderen [s11]. Ontstekingen zijn op hun beurt nauw verbonden met stofwisselingsprocessen en ziekten [s12]. Er is een sterke verbinding tussen obesitas en systemische ontstekingen [s12]. Ontstoken vetweefsel geeft boodschappers af die zowel lokale als systemische ontstekingen versterken [s12]. Het metabolisch syndroom, dat abdominale obesitas, vetstofwisselingsstoornissen, hoge bloeddruk en insulineresistentie omvat, verhoogt het risico op hart- en vaatziekten [s12]. Voor de behandeling is een holistische benadering nodig die zowel de symptomen als de metabolische comorbiditeiten in overweging neemt om systemische ontstekingen te verminderen [s12]. Zelfs een gewichtsreductie kan de symptomen verlichten en de effectiviteit van behandelingen verhogen [s12]. Uiteindelijk blijkt dat stofwisselingsprocessen een complex netwerk vormen dat nauw verbonden is met andere systemen zoals het immuunsysteem en het hormoonsysteem.

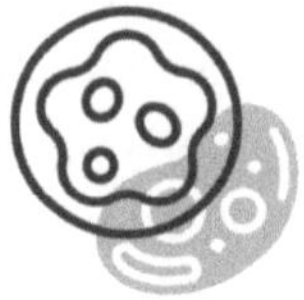

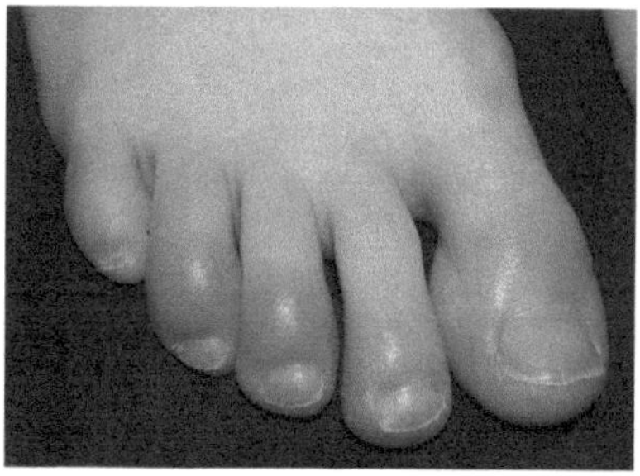

ontsteking [i6]

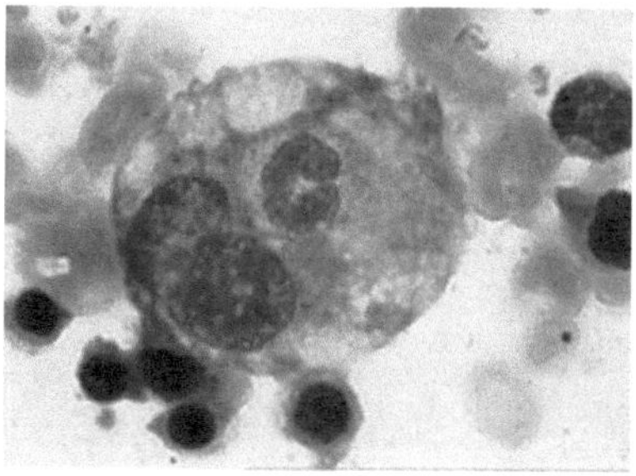

Macrofaag [i7]

Goed om te weten

Anabolisme

In de context van een stofwisselingskuur beschrijft het anabolisme de opbouw van complexe moleculen uit eenvoudige bouwstenen. Dit proces is belangrijk voor de opbouw van spiermassa en de regeneratie van het lichaam, vooral na fasen van caloriebeperking.

Katabolisme

Het katabolisme is de afbraak van complexe moleculen, zoals vetreserves, voor energieproductie. Een stofwisselingskuur kan het katabolisme gericht beïnvloeden om de vetverbranding te bevorderen.

Metabolisch syndroom

Het metabolisch syndroom is een combinatie van risicofactoren zoals buikvet, hoge bloeddruk, verhoogde bloedvetwaarden en insulineresistentie, die het risico op hart- en vaatziekten en type 2 diabetes verhogen. Een stofwisselingskuur kan helpen de afzonderlijke componenten van het metabolisch syndroom te verbeteren.

Oxidatieve fosforylering

De oxidatieve fosforylering is het belangrijkste proces van energieproductie in de cellen. In de mitochondriën wordt met behulp van zuurstof energie geproduceerd. Een stofwisselingskuur kan de efficiëntie van de oxidatieve fosforylering beïnvloeden.

Stofwisselingssnelheid tijdens dieet

Illustratieve trend van de basale stofwisselingssnelheid (BMR) tijdens een dieet zonder HCG.

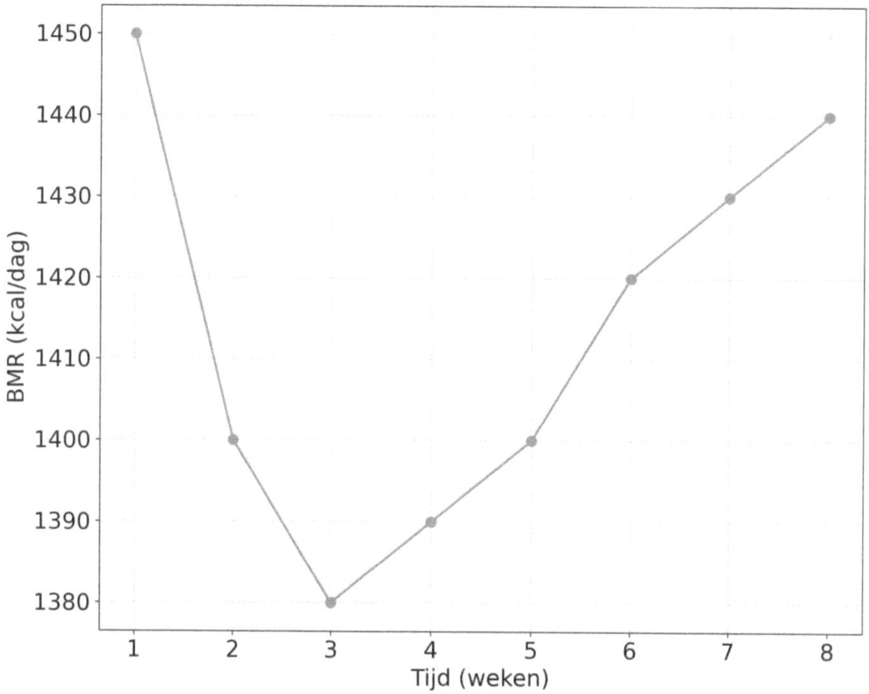

De grafiek toont een mogelijke initiële daling van de stofwisselingssnelheid, gevolgd door een geleidelijke stabilisatie en mogelijke lichte stijging. Dit illustreert de aanpassing van het lichaam aan een verminderde calorie-inname, wat het belang aantoont van het ondersteunen van de metabolische functie tijdens een dieet.

Natuurlijke stofwisselingsregulatie

De menselijke stofwisseling is onderhevig aan een complexe, natuurlijke regulatie die wordt aangestuurd door hormonen en andere factoren. Een belangrijke regelkring betreft de schildklierhormonen T3 en T4. De regulatie van deze hormonen begint in de hypothalamus, die het thyreotropine-releasing hormoon (TRH) afscheidt. TRH stimuleert op zijn beurt de hypofyse tot de productie van het schildklierstimulerend hormoon (TSH). TSH komt via de bloedbaan bij de schildklier en stimuleert daar de productie en afgifte van T3 en T4 [s13]. Deze hormonen beïnvloeden talrijke stofwisselingsprocessen in het lichaam, waaronder de basale stofwisseling, het energieverbruik en de verwerking van koolhydraten, vetten en eiwitten. Een evenwichtige schildklierhormoonhuishouding is daarom essentieel voor een optimaal functionerende stofwisseling. Een andere mogelijkheid voor natuurlijke stofwisselingsregulatie biedt het intermittent vasten (IF). IF omvat verschillende voedingspatronen met tijdgebonden eetperiodes en langere fasen zonder of met verminderde calorie-inname [s14]. Door de ritmische afwisseling tussen voedselinname en vastenperiodes vindt er een stofwisselingsverandering plaats, waarbij het lichaam overschakelt van glucoseverwerking naar het gebruik van vetzuren en ketonlichamen als energiebron. Dit proces, ook wel de metabolische switch genoemd, is evolutionair diep verankerd en dient ter behoud van de spiermassa, door

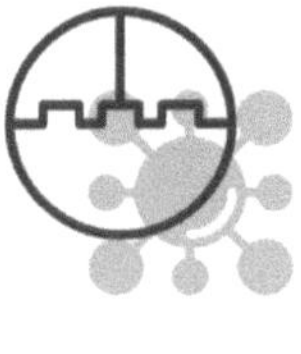

vetreserves te mobiliseren en via vetzuuroxidatie af te breken [s14]. Zo kan bijvoorbeeld een persoon die IF toepast, door de verhoogde vetverbranding zijn spiermassa behouden, zelfs als de totale calorie-inname is verminderd. IF kan niet alleen de lichaamssamenstelling positief beïnvloeden, maar ook de cardiovasculaire gezondheid en de cognitieve functies bevorderen [s14]. Door over te schakelen op vetzuur- en ketonverwerking kunnen de bloeddruk en de hartslagvariabiliteit worden verbeterd. Bovendien stimuleert IF neurotrofe factoren, die de groei en de netwerking van zenuwcellen in de hersenen ondersteunen [s14].

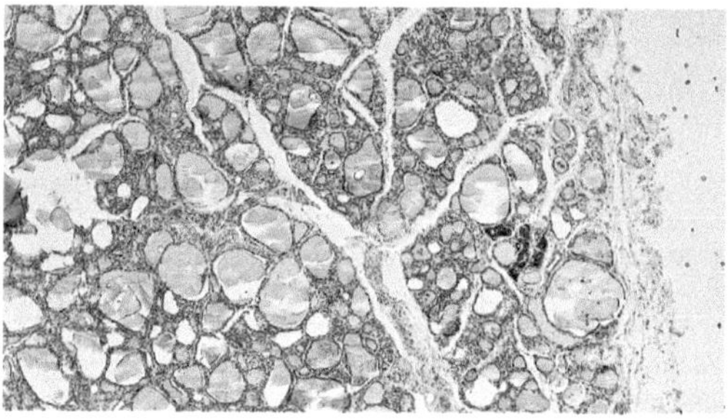

schildklier [i8]

Goed om te weten

Hypothalamus

De hypothalamus is een belangrijke regio in de hersenen die fungeert als controlecentrum voor veel hormonale processen in het lichaam, waaronder de schildklierfunctie. Hij reguleert de afgifte van hormonen die de schildklier aansteken en speelt zo een indirecte rol in de stofwisseling. Een goed functionerende hypothalamus is belangrijk voor een evenwichtige hormoonhuishouding en een gezonde stofwisseling tijdens een stofwisselingskuur zonder HCG.

Neurotrofe Factoren

Neurotrofe factoren zijn eiwitten die de groei, overleving en functie van zenuwcellen ondersteunen. Ze spelen een belangrijke rol voor de gezondheid van de hersenen en kunnen door verschillende factoren, waaronder intermittent vasten, worden beïnvloed. De bevordering van neurotrofe factoren kan de cognitieve functies ondersteunen en de stofwisseling indirect positief beïnvloeden.

Vetzuuroxidatie

Vetzuuroxidatie is het proces waarbij vetzuren worden afgebroken om energie te winnen. Dit proces vindt plaats in de mitochondriën, de krachtcentrales van de cellen, en is bijzonder belangrijk tijdens het vasten of bij een koolhydraatarme voeding. Een efficiënte vetzuuroxidatie is cruciaal voor de vetverbranding en kan de stofwisseling tijdens een stofwisselingskuur zonder HCG ondersteunen.

Verdeling Metabool Proces

Verdeling van metabolische processen.

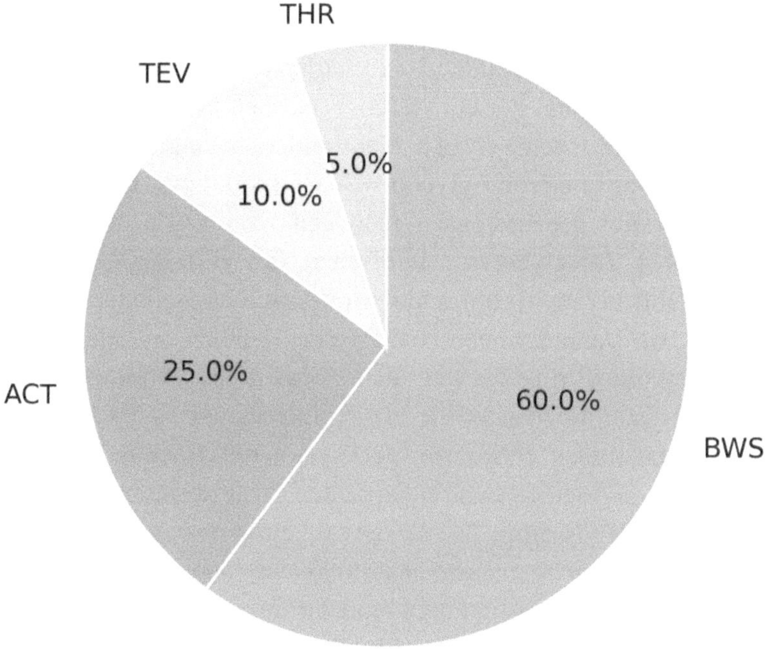

ACT: Lichamelijke activiteit

BWS: Basaal Metabolisme

TEV: Thermisch Effect van Voedsel

THR: Thermogenesis

Het grootste deel van de metabolische activiteit is gereserveerd voor het basaal metabolisme (BWS), wat het belang ervan voor het behoud van de basislichaamsfuncties benadrukt. Lichamelijke activiteit draagt aanzienlijk bij, wat de impact van lichaamsbeweging op het energieverbruik laat zien. Het thermisch effect van voedsel laat de energie zien die nodig is voor de spijsvertering en de verwerking van voedingsstoffen, terwijl thermogenese de warmteproductie voor temperatuurregeling vertegenwoordigt.

Metabolische Basisfuncties

Metabolische basisfuncties waarborgen de energievoorziening en de celopbouw van het organisme. Naast de energieproductie regelen ze ook hoogspecifieke cel functies, zoals de differentiatie van stamcellen, waarvan de ontwikkeling wordt beïnvloed door metabolische signalen [s15]. Zo is de energieproductie in de hartspier voornamelijk gekoppeld aan de vetzuuroxidatie, terwijl glucose en ketonlichamen slechts een ondergeschikte rol spelen [s15]. Een ander belangrijk proces is de omschakeling van anaerobe glycolyse naar oxidatieve fosforylering na de geboorte, die gepaard gaat met een verhoogde mitochondriale biogenese [s15]. De glycolyse, de afbraak van glucose, speelt ook een belangrijke rol bij de proliferatie van vasculaire gladde spiercellen (VSMCs) [s16]. Veranderingen in dit proces kunnen optreden tijdens de fenotypische transformatie van de VSMCs en bijdragen aan de ontwikkeling van atherosclerose [s16]. Interessant is dat studies een correlatie tonen tussen genen van de stikstofstofwisseling en genen die geassocieerd zijn met coronaire hartziekte, wat wijst op een verband tussen stikstofstofwisseling en de ontwikkeling van ziekten [s16]. De regulatie van de genexpressie wordt onder andere beïnvloed door metabolieten die als substraten of cofactoren voor enzymen fungeren, die het chromatine modificeren [s15]. Door de glycolyse en de vetzuuroxidatie te beïnvloeden, kan de proliferatie van hartspiercellen worden gereguleerd. Een verhoogde glycolyse met gelijktijdige remming van de vetzuuroxidatie kan de celgroei bevorderen, terwijl een omschakeling naar oxidatieve fosforylering de efficiëntie van de herprogrammering van fibroblasten naar hartspiercellen verhoogt [s15]. Een omschakeling van de stofwisseling vindt ook plaats tijdens het vasten, de zogenaamde metabolische switch [s17]. Hierbij schakelt het lichaam van glucoseverwerking naar het gebruik van vetzuren en ketonlichamen als primaire energiebron [s17]. Dit evolutionair bepaalde mechanisme

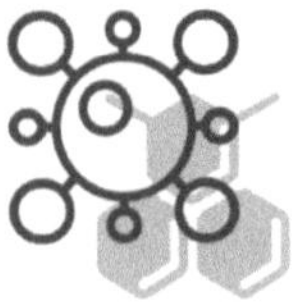

dient ter behoud van de spiermassa, door de vetreserves te mobiliseren en af te breken via vetzuuroxidatie [s17]. Zo kan bijvoorbeeld iemand die regelmatig vasten, ondanks een verminderde calorie-inname, zijn spiermassa behouden.

Goed om te weten

Metabolische Switch

De metabolische switch is de omschakeling van de stofwisseling van glucoseverwerking naar het gebruik van vetzuren en ketonlichamen als primaire energiebron. Dit gebeurt bijvoorbeeld tijdens het vasten. Een stofwisselingkuur zonder HCG kan de metabolische switch bevorderen en de vetverbranding activeren.

Oxidatieve Fosforylering

De oxidatieve fosforylering is het belangrijkste proces van energieproductie in de cellen. Het vindt plaats in de mitochondriën en is afhankelijk van de beschikbaarheid van zuurstof. Een stofwisselingkuur zonder HCG kan de efficiëntie van de oxidatieve fosforylering verbeteren en de energieproductie verhogen.

Basale Stofwisseling Vergelijking

BMR variaties tussen verschillende profielen

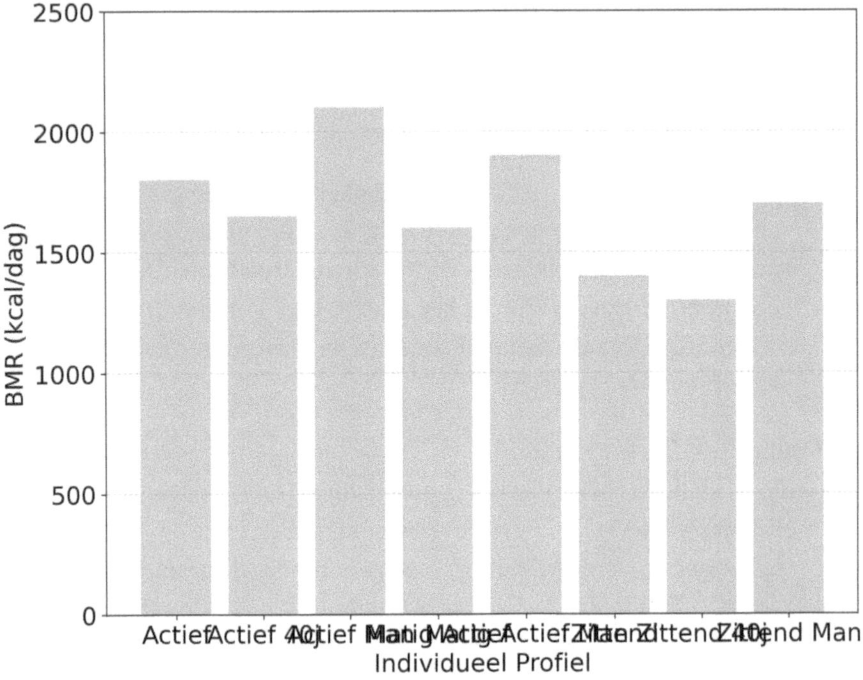

Act: Actief, 25 jr, Vrouw

Act40: Actief, 40 jr, Vrouw

ActM: Actief, 25 jr, Man

Mod: Matig Actief, 25 jr, Vrouw

ModM: Matig Actief, 25 jr, Man

Sed: Zittend, 25 jr, Vrouw

Sed40: Zittend, 40 jr, Vrouw

SedM: Zittend, 25 jr, Man

Deze grafiek illustreert de variabiliteit van de Basale Stofwisseling (BMR) bij verschillende individuen. Factoren zoals leeftijd, activiteitenniveau en spiermassa beïnvloeden de BMR aanzienlijk. Personen met een hogere BMR verbranden meer calorieën in rust. Inzicht in uw BMR kan nuttig zijn voor het afstemmen van dieet- en trainingsplannen voor effectief gewichtsbeheer.

Concrete adviezen

- Volg uw voeding gedurende een week nauwkeurig om patronen in uw eetgedrag en de impact daarvan op uw energieniveau te herkennen.
- Houd een metabolisme-dagboek bij waarin u naast uw voeding ook uw stemming, slaapgedrag en lichamelijke activiteit documenteert om verbanden te ontdekken.
- Onderzoek de specifieke voedingsbehoeften van uw lichaam op basis van leeftijd, geslacht en activiteitsniveau om uw voeding gerichter te maken.
- Bezoek een workshop of seminar over metabolisme om uw kennis te verdiepen en van experts te leren.
- Bespreek uw individuele metabolisme-kenmerken met een diëtist of arts en vraag om advies.
- Bereid uw maaltijden zelf om de controle over de gebruikte ingrediënten en hun kwaliteit te behouden.
- Experimenteer met specerijen en kruiden die het metabolisme kunnen stimuleren, zoals gember, chili of kurkuma.
- Integreer regelmatige saunabezoeken of afwisselende douches in uw routine om de doorbloeding te bevorderen en het metabolisme te stimuleren.
- Stel realistische doelen voor uw metabolismekuur en beloon uzelf voor behaalde mijlpalen om uw motivatie te behouden.
- Focus op de positieve veranderingen die u bereikt door uw metabolisme te begrijpen en vier uw successen.
- Ontwikkel een langetermijnstrategie voor een gezonde levensstijl die verder gaat dan de metabolismekuur en u blijvend welzijn biedt.

1. 3 Verloop van de 30-dagenkuur

De verloop van de 30-dagen stofwisselingskuur is onderverdeeld in drie fasen: voorbereiding, hoofd fase en stabilisatie. Elke fase stelt specifieke eisen aan de voeding en brengt eigen uitdagingen met zich mee, zoals de aanpassing van de stofwisseling of het vermijden van het jojo-effect. Een gedetailleerd begrip van elke stap is cruciaal voor het succes en het langdurige welzijn. Bereid u optimaal voor en beheers de 30-dagen stofwisselingskuur!

Het succes van een stofwisselingskuur ligt niet alleen in de actieve kuurperiode, maar in belangrijke mate in de grondige voorbereiding en de langdurige stabilisatie door aangepaste voeding en beweging.

Voorbereidingsfase

De voorbereidingsfase van een 30-dagen stofwisselingskuur zonder HCG legt de basis voor succes en minimaliseert mogelijke moeilijkheden tijdens de strengere kuurfases. Deze fase is bedoeld om de stofwisseling te ontlasten en te wennen aan nieuwe eetgewoonten. Een geleidelijke overgang vermindert hunkering en vergemakkelijkt de omschakeling. In de voorbereidingsfase richten we ons op het afbouwen van ongezonde voedingsmiddelen en het integreren van voedzame alternatieven. Vermijd geleidelijk sterk bewerkte voedingsmiddelen, geraffineerde suikers, kunstmatige zoetstoffen en verzadigde vetzuren. Let op uw reacties om individueel optredende moeilijkheden vroegtijdig te herkennen. Een typische dag in de voorbereidingsfase kan beginnen met een ontbijt van natuur-yoghurt met bessen en noten. 's Middags is een salade met gegrilde vis of kipfilet geschikt, terwijl 's avonds gestoomde groenten met mager vlees een goede keuze zijn. Zorg ervoor dat u voldoende vocht binnenkrijgt, bij voorkeur water of ongezoete kruidenthee. Twee tot drie liter per dag ondersteunen de afvoer van stofwisselingsproducten. Tegelijkertijd begint u uw sportieve activiteiten te verhogen of integreert u regelmatige beweging in uw dagelijks leven, als dat nog niet het geval is. Zelfs dagelijkse wandelingen van 30 minuten bevorderen de vetverbranding en verbeteren het algemene welzijn. De voorbereidingsfase is ook het juiste moment om uw keuken op te ruimen. Verwijder alle voedingsmiddelen die tijdens de kuur niet zijn toegestaan. Dit minimaliseert de kans op "uitglijders" en versterkt uw wilskracht. Maak boodschappenlijsten voor de voorbereidingsfase en de volgende kuurfases. Dit bespaart tijd en voorkomt impulsaankopen. Gebruik deze tijd ook om u te informeren over toegestane voedingsmiddelen, recepten en bereidingsmogelijkheden. Hoe beter u voorbereid bent, hoe gemakkelijker de omschakeling zal zijn. Een ander belangrijk aspect van de voorbereiding is de mentale instelling. Analyseer uw eetgewoonten en identificeer mogelijke zwakke punten. Houd onder andere een voedingsdagboek bij om u bewust te worden van uw eetpatronen. Dit helpt u om ongunstige gewoonten te herkennen en gericht te veranderen. Stel realistische doelen en visualiseer uw succes.

Een positieve instelling versterkt uw motivatie en verhoogt de kans om de kuur succesvol af te ronden. De duur van de voorbereidingsfase varieert individueel en is afhankelijk van uw eetgewoonten en uw stofwisseling. Over het algemeen wordt een duur van drie tot zeven dagen aanbevolen. Luister naar uw lichaam en pas de duur indien nodig aan. Als u zich na drie dagen klaar voelt, kunt u met de volgende fase beginnen. Mocht u echter het gevoel hebben meer tijd nodig te hebben, verleng dan de voorbereidingsfase met een paar dagen. De voorbereidingsfase is cruciaal voor het succes van de gehele stofwisselingskuur. Gebruik deze tijd om u optimaal voor te bereiden en de juiste voorwaarden te scheppen voor een succesvolle kuur. Een grondige voorbereiding vergemakkelijkt de omschakeling naar de strenge kuurfases en verhoogt de kans om uw streefgewicht te bereiken en langdurig vast te houden. Informeer u uitgebreid over de verschillende fasen van de kuur en maak een gedetailleerd plan. Zo kunt u er zeker van zijn dat u optimaal voorbereid bent en de best mogelijke resultaten behaalt. Integreer ook ontspanningstechnieken zoals yoga of meditatie in uw dagelijks leven om stress te verminderen en uw welzijn te verbeteren. Een evenwichtige levensstijl ondersteunt het succes van de kuur en draagt bij aan een langdurige gewichtscontrole.

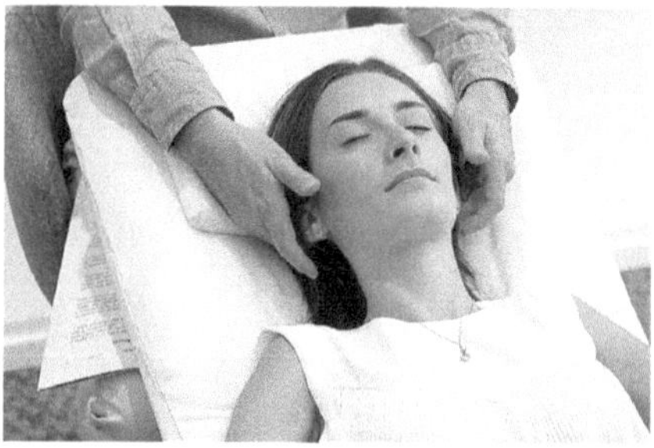

Ontspanningstechnieken [i9]

30-daags metabolisch resetprogramma - Voorbereidingsfase activiteiten

Geschatte tijdsbesteding voor de voorbereidingsfase

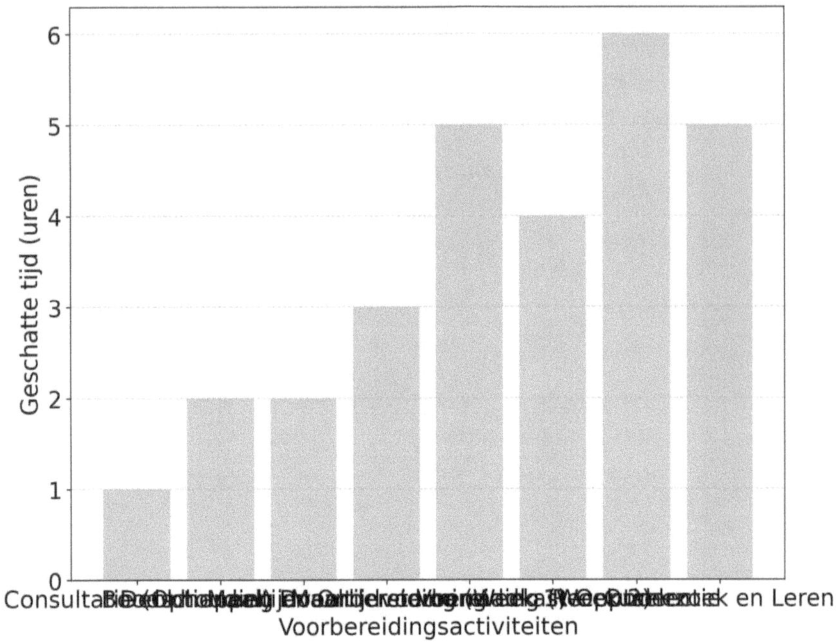

Con: Consultatie (Optioneel)

Gro: Boodschappen Doen

Min: Denkhouding en Ondersteuning

MP1: Maaltijdvoorbereiding (Week 1)

MP2: Maaltijdvoorbereiding (Week 2)

Pan: Voorraadkast Opruimen

Rec: Receptselectie

Res: Onderzoek en Leren

De voorbereidingsfase benadrukt geleidelijke voedingsaanpassingen en veranderingen in levensstijl. De initiële focus op het opruimen van de voorraadkast en het selecteren van recepten suggereert een aanzienlijke tijdsinvestering vooraf. Naarmate de week vordert, neemt de tijd die aan maaltijdvoorbereiding wordt besteed toe, terwijl onderzoek afneemt, wat wijst op een verschuiving naar praktische toepassing. De consistente tijdstoewijzing voor mindset en ondersteuning benadrukt het belang van mentale voorbereiding gedurende de voorbereidingsfase.

Hoofdfase van de stofwisselingsomschakeling

De hoofdfase van de 30-dagenkuur zonder HCG vormt de kern van de omschakeling en richt zich op de vermindering van de calorie-inname. Deze fase is gericht op het stimuleren van de stofwisseling en het maximaliseren van de vetverbranding. De voeding bestaat voornamelijk uit eiwitrijke voedingsmiddelen, gecombineerd met een beperkte selectie van fruit, groenten en gezonde vetten. Een verlaagd koolhydraatgehalte ondersteunt het lichaam bij het aanspreken van de vetreserves als energiebron. De exacte samenstelling en calorie-inname van het voedingsschema moeten individueel worden aangepast, rekening houdend met factoren zoals leeftijd, activiteitsniveau en gezondheidstoestand. Door de consequente naleving van het voedingsschema in deze fase moet het lichaam effectief vet afbreken. Daarnaast is het aan te raden om voldoende vocht in te nemen, bij voorkeur water of ongezoete thee. Dit ondersteunt de uitscheiding van stofwisselingsafvalstoffen en draagt bij aan het algemene welzijn. Een voorbeeld van een eiwitrijke maaltijd in deze fase zou gegrilde kipfilet met gestoomde broccoli en een kleine hoeveelheid onverzadigde vetzuren zijn, bijvoorbeeld door een lepel olijfolie.

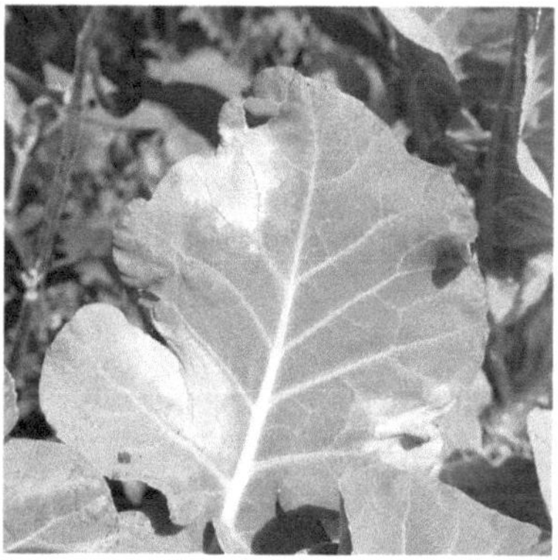

Broccoli [i10]

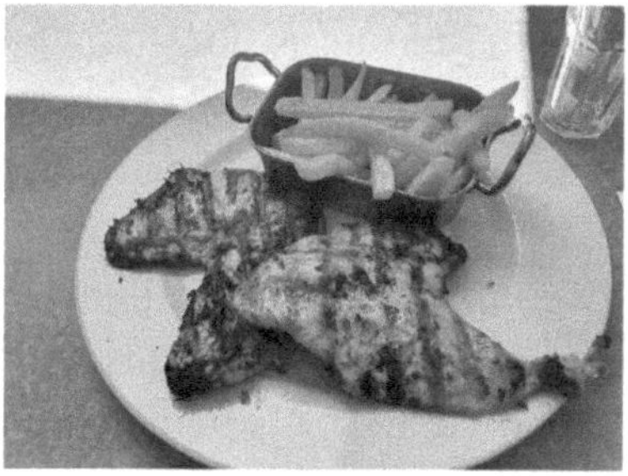

Kipfilet [i11]

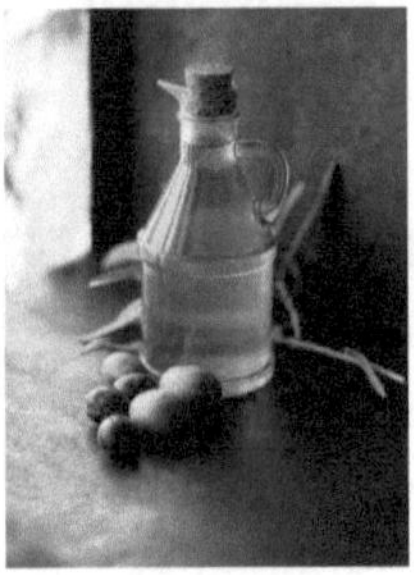

Olijfolie [i12]

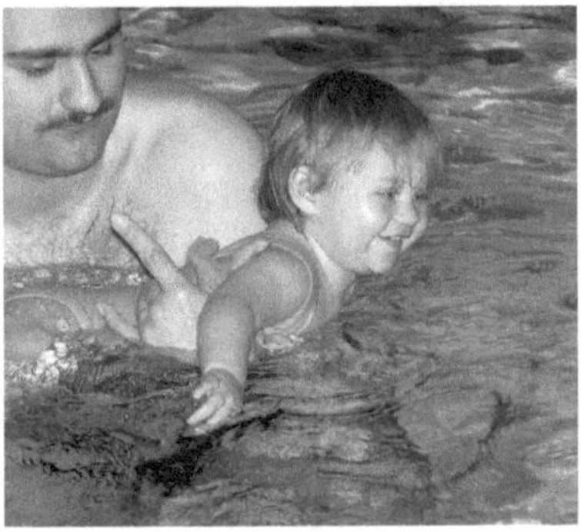

Zwemmen [i14]

Naast de aangepaste voeding speelt regelmatige lichamelijke activiteit een belangrijke rol. Sport ondersteunt niet alleen de vetafbraak, maar bevordert ook de spieropbouw en verbetert de stofwisselingsactiviteit. Kies activiteiten die je leuk vindt en die je goed in je dagelijkse routine kunt integreren. Dit kunnen bijvoorbeeld dagelijkse wandelingen, fietsen, zwemmen of krachttraining zijn. Zorg ervoor dat je de intensiteit en duur van de training geleidelijk verhoogt om overbelasting te voorkomen. Tijdens de hoofdfase kunnen verschillende lichamelijke reacties optreden. Dit omvat onder andere een verhoogd hongergevoel, vermoeidheid, hoofdpijn of spijsverteringsproblemen. Deze symptomen zijn meestal tijdelijk en verdwijnen doorgaans na enkele dagen. Als de klachten aanhouden of verergeren, raadpleeg dan een arts of diëtist. Een voldoende vochtinname en een evenwichtige voedingsstoffenvoorziening kunnen helpen om de symptomen te verlichten. Documenteer je ervaringen en observaties in een dagboek om je voortgang bij te houden en indien nodig aanpassingen aan je plan te maken. De hoofdfase van de stofwisselingskuur vereist discipline en doorzettingsvermogen. Beloon jezelf regelmatig voor je successen, maar niet met voedingsmiddelen die het kuurplan in gevaar brengen. Zoek alternatieve beloningen die je vreugde brengen en je

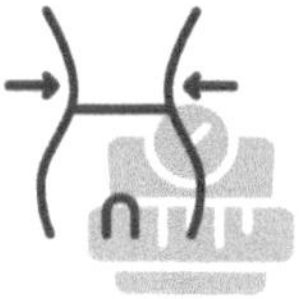

motivatie versterken, zoals een ontspannend bad, een nieuw boek of een bioscoopbezoek. De duur van de hoofdfase varieert afhankelijk van individuele doelen en het gewenste gewichtsverlies. Over het algemeen wordt een duur van twee tot drie weken aanbevolen. Verleng de hoofdfase niet langer dan de aanbevolen periode zonder medisch advies in te winnen. Een te lange duur van de caloriebeperkte fase kan negatieve gevolgen hebben voor de stofwisseling en de gezondheid. Na afloop van de hoofdfase volgt de stabilisatiefase, die bedoeld is om het bereikte gewichtsverlies op lange termijn te waarborgen en de stofwisseling weer aan een normale calorie-inname te laten wennen. De hoofdfase is een cruciale stap op weg naar je streefgewicht en legt de basis voor een gezonde en duurzame levensstijl. Gebruik deze tijd om je eetgewoonten op lange termijn te veranderen en een nieuw lichaamsgevoel te ontwikkelen.

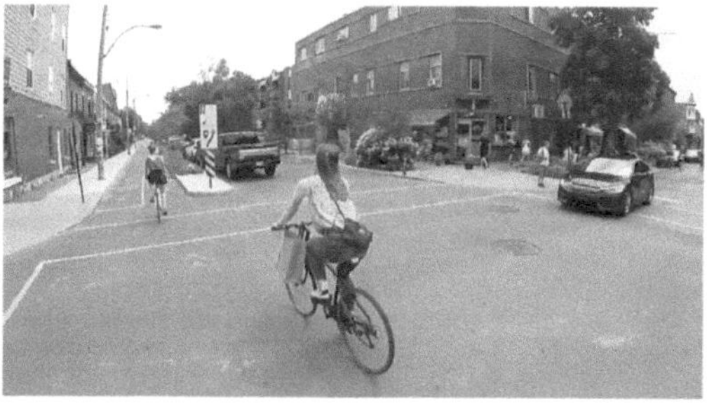

fiets [i13]

Goed om te weten

Koolhydraten

Voedingsstoffen die het lichaam snel energie leveren. Tijdens de stofwisselingskuur wordt de inname van koolhydraten verminderd om de vetverbranding te bevorderen.

Stofwisselingsactiviteit

De snelheid waarmee het lichaam energie verbruikt. Sport en beweging bevorderen de stofwisselingsactiviteit.

Stofwisselingsafvalstoffen

Afvalproducten die bij de stofwisseling ontstaan en uitgescheiden moeten worden. Voldoende vocht ondersteunt de uitscheiding.

Metabolische Verschuiving Tijdens een 30-Dagen Programma

Intensiteit, duur en effectiviteit van metabolische veranderingen tijdens een 30-dagen programma (geen HCG).

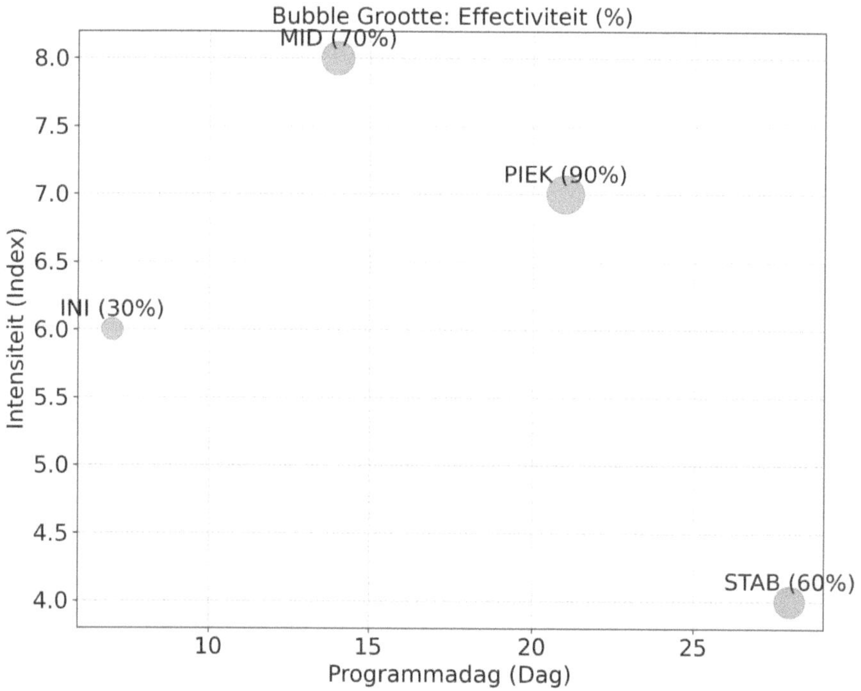

Blasengröße: Effectiviteit (%)

INI: Initiële Fase

MID: Middenfase

PIEK: Piekfase

STAB: Stabilisatiefase

De grafiek visualiseert de relatie tussen de intensiteit en effectiviteit van de metabolische verschuiving tijdens verschillende fasen van het 30-dagen programma. Grotere bubbels duiden op een hogere effectiviteit. De data suggereert dat de initiële fase een snelle toename in intensiteit laat zien met matige effectiviteit. Naarmate het programma vordert, stabiliseert de intensiteit zich terwijl de effectiviteit aanzienlijk toeneemt, met een piek in de middenfase. De laatste fase toont een afname in zowel intensiteit als effectiviteit, wat suggereert dat de metabolische veranderingen stabiliseren.

Stabilisatiefase

De stabilisatiefase sluit de 30-dagen-stoffwechselkuur zonder HCG af en dient voor het langdurig behoud van het bereikte gewicht. Het stelt het lichaam in staat om zich geleidelijk aan een verhoogde calorie-inname aan te passen en voorkomt het gevreesde jojoeffekt. In deze fase wordt de calorie-inname langzaam verhoogd, waarbij de focus blijft liggen op volwaardige, voedingsrijke voedingsmiddelen. Bewerkte producten, geraffineerde suikers en ongezonde vetten blijven beperkt. In plaats daarvan vormen eiwitrijke voedingsmiddelen, groenten, fruit en gezonde vetten de basis van de voeding. De geleidelijke verhoging van de calorie-inname voorkomt een overbelasting van de stofwisseling en ondersteunt het lichaam bij het stabiliseren van het nieuwe gewicht. Een langzame aanpak is raadzaam om het lichaam niet te overbelasten en om individueel de juiste balans te vinden. Observeer uw lichaamsreacties nauwkeurig en pas de calorie-inname dienovereenkomstig aan. Als u bijvoorbeeld na een gematigde verhoging van de calorie-inname een gewichtstoename constateert, verlaag dan de hoeveelheid weer iets, totdat u de optimale balans heeft gevonden. De stabilisatiefase is ook het ideale moment om de in de kuur geleerde eetgewoonten te verankeren en in het dagelijks leven te integreren. Blijf letten op regelmatige maaltijden en een voldoende vochtinname. Integreer voldoende beweging in uw dagelijkse routine. Sportieve activiteiten ondersteunen niet alleen de gewichtscontrole, maar bevorderen ook het algemene welzijn en helpen bij het behoud van spiermassa. Vind sporten die u leuk vindt en integreer deze stevig in uw weekplanning. Dit kunnen onder andere zwemmen, yoga, dansen of krachttraining zijn. De duur van de stabilisatiefase is individueel en hangt af van het bereikte gewichtsverlies en de persoonlijke behoeften. Over het algemeen wordt een duur van minimaal vier weken aanbevolen, idealiter echter meerdere maanden. Hoe langer de stabilisatiefase duurt, hoe beter het lichaam zich kan aanpassen aan het nieuwe gewicht en hoe kleiner het risico op een Jo-Jo-effect. Tijdens deze fase is het belangrijk om ook op de signalen van het lichaam te letten en de voeding indien nodig aan te passen. Een ernaehrungstagebuch kan nuttig zijn om de ingenomen calorieën en de lichaamsreacties te documenteren en zo de optimale voedingswijze te vinden. De stabilisatiefase is niet alleen de laatste fase van de 30-dagen-stofwisselingkuur, maar het begin van een langdurige voedingsverandering. Het biedt de kans om gezonde gewoonten te vestigen en een nieuw lichaamsbewustzijn te ontwikkelen. Gebruik deze fase om uw voeding duurzaam te optimaliseren en uw welzijn op lange termijn te verbeteren. Een evenwichtige voeding in combinatie met regelmatige beweging vormt de basis voor een gezond en actief leven. Door de geleerde principes in uw dagelijks leven te integreren, verzekert u het succes van de kuur en voorkomt u toekomstige gewichtsproblemen. Let ook op voldoende slaap en bouw regelmatige ontspanningsmomenten in uw dagelijks leven in. Stress kan de hormonale balans beïnvloeden en daardoor de gewichtscontrole bemoeilijken. Ontspanningstechnieken zoals meditatie of progressieve spierontspanning kunnen helpen om stress te verminderen en de innerlijke balans te herstellen. De stabilisatiefase is dus niet alleen de afsluiting van een kuur, maar het begin van een gezonde en evenwichtige levensstijl. Beschouw deze fase als een investering in uw gezondheid en welzijn. Geniet van het proces en vier uw successen. U heeft het voor elkaar gekregen om uw streefgewicht te bereiken. Nu ligt het aan u om dit op lange termijn vast te houden en een gezond en gelukkig leven te leiden.

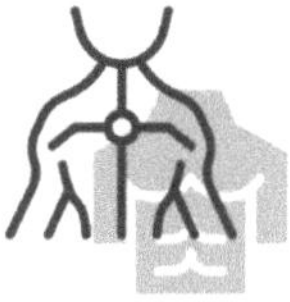

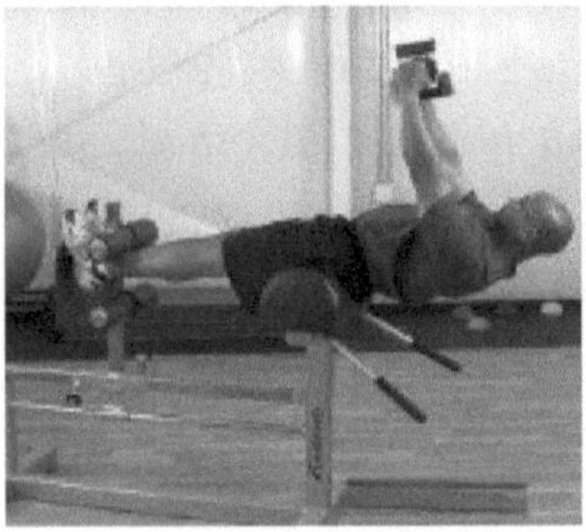

Krachttraining [i15]

Voortgang stabilisatiefase

Gesimuleerde metabolische stabilisatie gedurende 30 dagen na het dieet.

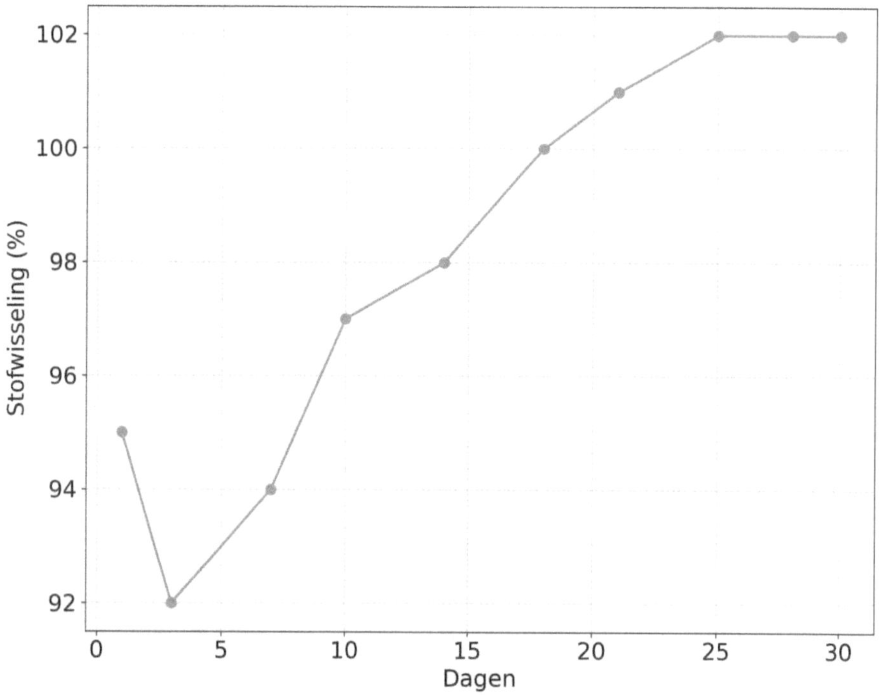

De grafiek laat een geleidelijke toename van de stofwisseling zien na een initiële dip, wat suggereert dat het lichaam zich aanpast aan een nieuwe basislijn. De stabilisatie tegen het einde duidt op een succesvolle metabolische aanpassing na het dieet.

Concrete adviezen

- Plan voor elke fase van de kuur vaste eetmomenten in om je stofwisseling te rhythmisch te maken.
- Richt je in de voorbereidingsfase op het ontdekken van nieuwe smaakervaringen met gezonde voedingsmiddelen.
- Gebruik de voorbereidingsfase om je keukengerei voor de kuur te optimaliseren, bijvoorbeeld door de aanschaf van een stoomkoker.
- Creëer tijdens de voorbereidingsfase je persoonlijke 'noodrecept' voor momenten van sterke honger.
- Verhoog in de hoofdperiode je vochtinname door zelfgemaakte groentebouillon om belangrijke mineralen aan te vullen.
- Gebruik in de hoofdperiode aromatische specerijen om de smaak van eiwitrijke maaltijden te intensiveren.
- Integreer in de stabilisatiefase geleidelijk weer voedingsmiddelen die je in de hoofdperiode hebt gemist en observeer de reactie van je lichaam.
- Ontwikkel in de stabilisatiefase nieuwe, gezonde favoriete recepten die je permanent in je menu kunt opnemen.
- Vier het einde van elke kuurfase met een niet-eetbare beloning, zoals een uitje of een nieuw kledingstuk.
- Reflecteer na de kuur op je ervaringen en noteer je persoonlijke successtrategieën voor de toekomst.
- Stel een individueel voedingsplan op voor de periode na de kuur, dat rekening houdt met je nieuw verworven inzichten.
- Zoek een 'maatje' voor de kuur, met wie je kunt uitwisselen en elkaar kunt motiveren.
- Visualiseer regelmatig je doel en herinner jezelf aan je motivatie om met de kuur te beginnen.

Terugblik - 1. Basisprincipes van het metabolisme

Een succesvolle stofwisselingskuur zonder HCG is gebaseerd op het begrip van de lichaamseigen regulatiemechanismen en hun duurzame beïnvloeding. In plaats van op externe hormonen te vertrouwen, activeert u uw stofwisseling door natuurlijke methoden zoals aangepaste voeding, beweging en een zorgvuldige omgang met uw lichaam. De weg naar een geoptimaliseerde stofwisseling vereist discipline en inzet, maar de langdurige voordelen voor uw gezondheid en welzijn zijn de moeite waard. Begin uw reis met een grondige analyse van uw huidige eetgewoonten en identificeer potentiële uitdagingen. Een voedingsdagboek kan u helpen uw eetpatronen te begrijpen en ongunstige gewoonten te herkennen.

De voorbereidingsfase is cruciaal voor het succes van uw stofwisselingskuur. Verlicht uw stofwisseling geleidelijk door sterk bewerkte voedingsmiddelen, geraffineerde suikers en ongezonde vetten te vermijden. Integreer in plaats daarvan volwaardige, voedzame alternatieven zoals groenten, fruit, mager eiwit en gezonde vetten in uw dieet. Begin tegelijkertijd met gematigde beweging om uw lichaam voor te bereiden op de komende belasting. Dagelijkse wandelingen, licht joggen of yoga zijn goede startpunten. Gebruik deze fase ook om uw keuken te ontdoen van verleidelijke, ongezonde voedingsmiddelen en u vertrouwd te maken met lekkere, kuurconforme recepten. Mentale voorbereiding is even belangrijk: stel realistische doelen, visualiseer uw succes en ontwikkel strategieën om hunkeringen te beheersen. Ontspanningstechnieken zoals meditatie of ademhalingsoefeningen kunnen u helpen stress te verminderen en uw wilskracht te versterken.

In de hoofdperiode vermindert u uw calorie-inname om de vetverbranding te maximaliseren. Focus op eiwitrijke voedingsmiddelen, groenten, fruit en een gematigde hoeveelheid gezonde vetten. Verminder uw koolhydraatinname om uw lichaam in de vetverbranding te dwingen. Pas uw voedingsplan echter individueel aan op uw behoeften en activiteitsniveau. Verhoog uw sportieve activiteiten om het vetverlies te versnellen en uw spiermassa te behouden. Krachttraining in combinatie met duursport is een effectieve strategie. Wees voorbereid op mogelijke bijwerkingen zoals honger, vermoeidheid of hoofdpijn. Deze zijn meestal tijdelijk en verdwijnen na enkele dagen. Als de klachten aanhouden, zoek dan advies bij een arts of diëtist. Beloon uzelf regelmatig voor uw successen, maar kies beloningen die uw voortgang niet in gevaar brengen.

De stabilisatiefase is de sleutel tot langdurig gewichtsbehoud. Verhoog uw calorie-inname langzaam en geleidelijk om uw stofwisseling niet te overbelasten en het jojo-effect te vermijden. Behoud uw gezonde eetgewoonten en integreer regelmatige beweging in uw dagelijks leven. Documenteer uw voortgang en pas uw voeding indien nodig aan. De stabilisatiefase is het begin van een langdurige levensstijlverandering. Beschouw het als een kans om een nieuw lichaamsbewustzijn te ontwikkelen en uw gezondheid duurzaam te verbeteren.

Een geoptimaliseerde stofwisseling is een cadeau aan uzelf. Het is een investering in uw gezondheid, welzijn en levenskwaliteit. Blijf volhouden, ook al wordt het soms moeilijk. Vier uw successen en leer van tegenslagen. U heeft de macht om uw stofwisseling positief te beïnvloeden en uw doelen te bereiken.

2. Voedingsconcept

Hebt u zich ooit afgevraagd waarom sommige mensen ondanks strenge diëten nauwelijks gewicht verliezen, terwijl anderen schijnbaar moeiteloos afvallen? De sleutel ligt niet in de hoeveelheid calorieën, maar in de manier waarop ons lichaam voedsel verwerkt. Een doordacht voedingsconcept activeert de natuurlijke stofwisselingsprocessen en zorgt ervoor dat het lichaam opgeslagen vetreserves als energiebron gebruikt. De juiste voedselkeuze en het optimale tijdstip van de maaltijden spelen daarbij een cruciale rol. In dit hoofdstuk leert u hoe u uw stofwisseling door gerichte voeding kunt omzetten in een echte vetverbrandingsmachine.

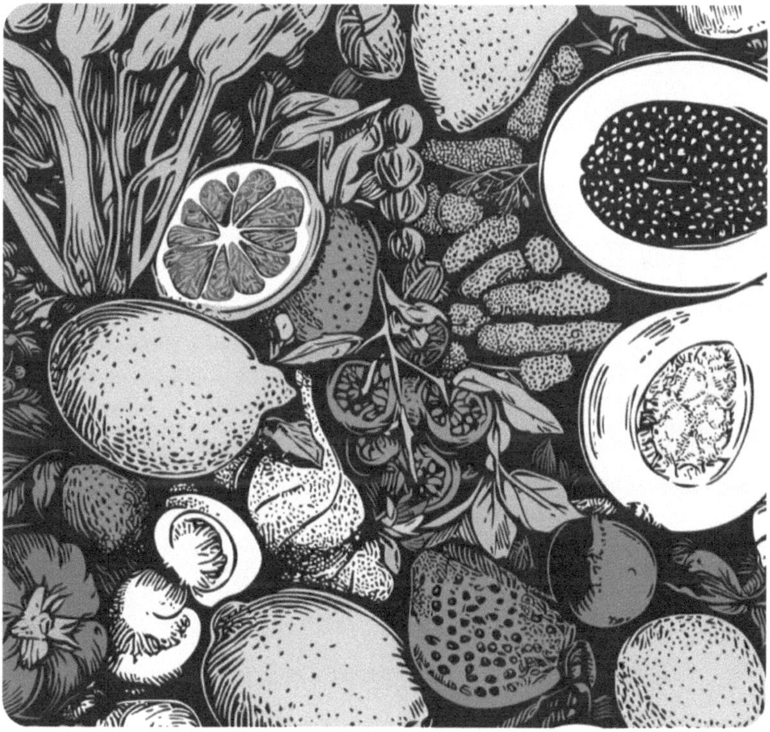

2. 1 Metabolismevriendelijke maaltijden

Metabolisme-vriendelijke maaltijden zijn de sleutel tot een succesvolle metabolismekuur. De juiste verdeling van voedingsstoffen, het optimale maaltijdritme en aangepaste portiegroottes beïnvloeden de bloedsuikerspiegel, het verzadigingsgevoel en de vetverbranding. Een onevenwichtige voeding of onregelmatige eetmomenten kunnen het metabolisme verstoren en het succes van de kuur in gevaar brengen. Ontdek hoe u uw maaltijden kunt samenstellen om uw metabolisme optimaal te ondersteunen en uw doelen te bereiken.

Stofwisselingsvriendelijke maaltijden zijn gebaseerd op de optimale interactie van voedingsstofverdeling, maaltijdritme en portiegroottes.

Voedingsstoffenverdeling

De voedingsstoffenverdeling binnen een metabolismevriendelijke voeding zonder HCG is gericht op een optimale voorziening van het lichaam met alle noodzakelijke voedingsstoffen om de stofwisselingsfuncties te ondersteunen en het welzijn te bevorderen [s18]. Het gaat hierbij niet alleen om de *hoeveelheid* van de aangevoerde macronutriënten – koolhydraten, vetten en eiwitten – maar vooral om hun procentuele *verdeling* over de dag. Een individueel aangepaste verdeling kan de bloedsuikerspiegel stabiliseren en de insulinegevoeligheid verbeteren [s18]. Een stabiele bloedsuikerspiegel voorkomt hunkeringen en draagt zo bij aan het gewichtsmanagement. Ook de verdeling van de eiwitinname over de dag kan relevant zijn. Een voldoende eiwithoeveelheid per maaltijd, bijvoorbeeld 35 gram, kan de spierproteïnesynthese bij oudere mensen bevorderen [s19]. Dit is bijzonder belangrijk om met het ouder worden spiermassa en -functie te behouden. Naast de optimale verdeling van de macronutriënten speelt ook de voorziening met micronutriënten een belangrijke rol voor de stofwisseling en de gezondheid [s18]. Micronutriënten, zoals vitamines en mineralen, zijn betrokken bij talrijke stofwisselingsprocessen en ondersteunen de lichaamsfuncties. De gerichte voedingsstoffenverdeling is dus een belangrijke bouwsteen voor langdurige gezondheidsvoordelen [s18]. Een eiwitrijk dieet kan bijvoorbeeld worden bereikt door gerichte consumptie

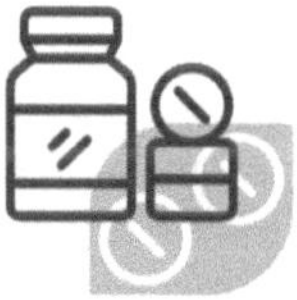

van eiwitrijke voedingsmiddelen zoals vis, vlees, eieren, peulvruchten en zuivelproducten. Het is raadzaam om de eiwitinname gelijkmatig over de dag te verdelen om de spierproteïnesynthese optimaal te ondersteunen en het verzadigingseffect te benutten [s20]. De kwaliteit van het eiwit is ook relevant. Plantaardige eiwitten kunnen, wanneer ze in combinatie worden geconsumeerd, zorgen voor een evenwichtige aminozuursamenstelling [s20]. De juiste voedingsstoffenverdeling ondersteunt niet alleen de gewichtsregulatie, maar draagt ook bij aan de algemene gezondheid en het welzijn.

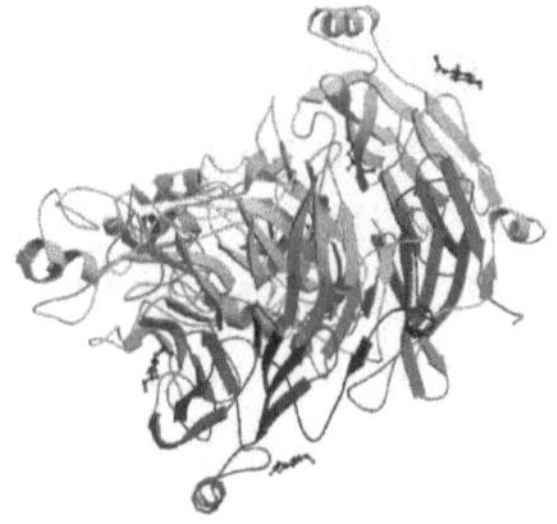

Eiwitten [i16]

Goed om te weten

Aminozuursamenstelling

De aminozuursamenstelling beschrijft de verschillende soorten en hoeveelheden aminozuren in een eiwit. Een evenwichtige aminozuursamenstelling is belangrijk voor het lichaam om alle noodzakelijke eiwitten te kunnen vormen, vooral tijdens een stofwisselingkuur zonder HCG, om de spieropbouw en andere lichaamsfuncties te ondersteunen.

Insulinegevoeligheid

De insulinegevoeligheid beschrijft hoe goed de lichaamscellen reageren op het hormoon insuline, dat de bloedsuikerspiegel reguleert. Een verbeterde insulinegevoeligheid kan worden bereikt door een aangepaste voedingsstoffenverdeling binnen een stofwisselingkuur zonder HCG en helpt om hunkeringen te vermijden en de stofwisseling te optimaliseren.

Macronutriëntenverdeling voor Metabolische Maaltijden

Ideale macronutriëntenverhouding voor een metabolisch dieet.

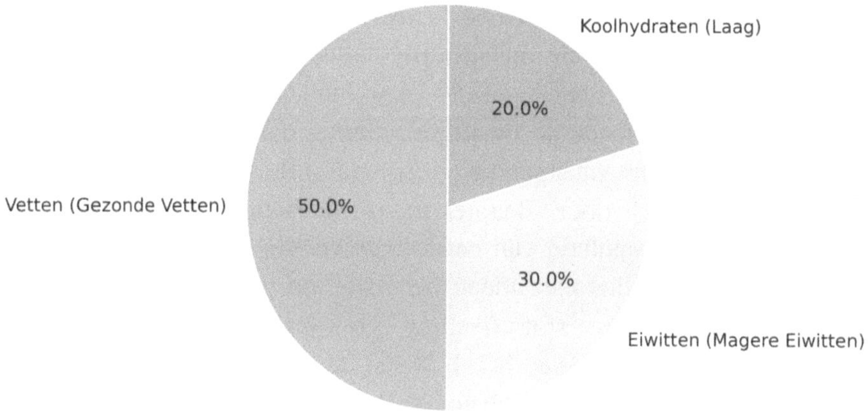

- EW: Eiwitten (Magere Eiwitten)
- KH: Koolhydraten (Laag)
- VT: Vetten (Gezonde Vetten)

Deze grafiek visualiseert een gebalanceerde macronutriëntenverdeling met de nadruk op gezonde vetten voor verzadiging en energie, matige eiwitten voor spieronderhoud en weinig koolhydraten ter ondersteuning van metabolische processen. Deze verhouding is ontworpen om vetverbranding te bevorderen en de bloedsuikerspiegel te stabiliseren.

Maaltijdrhythmus

De maaltijdrhythmus, oftewel de tijdstructuur van de voedselinname, beïnvloedt verschillende stofwisselingsprocessen en hormoonspiegels. Hormonen zoals Ghreline en Leptine, die de eetlust reguleren, reageren op de gebruikelijke eetmomenten. Zo stijgt het ghreline-niveau, dat het hongergevoel opwekt, voor de gebruikelijke maaltijden en signaleert het lichaam de aanstaande voedselinname [s21]. Deze stijging gebeurt niet alleen vanwege een fysiologische behoefte, maar ook door aangeleerde patronen. Een consistente maaltijdrhythmus kan daarom helpen om deze hongersignalen te reguleren en hunkeringen te voorkomen. Tegelijkertijd beïnvloedt de maaltijdrhythmus ook het slaap-waakritme en de daarmee samenhangende circadiane ritmes. Verstoring van dit ritme, bijvoorbeeld door slaaptekort of nachtelijke maaltijden, kan leiden tot een dysregulatie van eetlustregulerende hormonen [s21]. Wie 's nachts eet, loopt dus niet alleen het risico op gewichtstoename, maar beïnvloedt ook zijn stofwisseling en verhoogt het risico op aandoeningen zoals diabetes [s21]. Naast de vraag *wanneer* we eten, is ook de *soort* voedsel relevant. intermittierendes_fasten_if, waarbij gedurende een periode van twaalf uur of langer geen of slechts weinig calorieën worden geconsumeerd, kan positieve effecten hebben op de hormoonhuishouding en de lichaamssamenstelling [s22]. Door IF worden vergelijkbare stofwisselingspaden geactiveerd als bij een

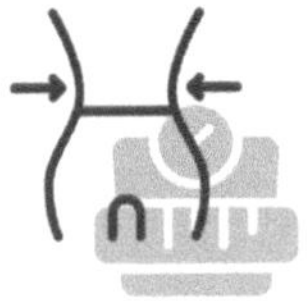

caloriereductie, wat kan bijdragen aan een verbeterde vetverbranding en het behoud van spiermassa [s22]. Zo ondersteunt de overstap naar het gebruik van vetzuren en ketonlichamen tijdens het vasten het behoud van spieren. Studies suggereren dat IF ook hormonale voordelen kan bieden, zoals een vermindering van androgenen, vooral voor vrouwen met PCOS [s23]. De onderzoek naar de maaltijdrhythmus en de effecten op de hormoonhuishouding is echter nog niet afgerond en verder onderzoek is nodig [s23]. Een gereguleerde maaltijdrhythmus met voldoende lange eetpauzes kan dus niet alleen het gewichtsmanagement ondersteunen, maar ook positieve effecten hebben op de hormonale gezondheid en de stofwisseling. Een voedingspatroon met regelmatige eetmomenten en geïntegreerde vastenperiodes, aangepast aan de individuele behoeften, kan zo bijdragen aan een gezondere levensstijl.

Goed om te weten

Circadiane Ritmes

Circadiane ritmes zijn de natuurlijke, interne processen die zich over een periode van ongeveer 24 uur afspelen en veel lichaamsfuncties reguleren, waaronder de stofwisseling. Een gereguleerde maaltijdrhythmus ondersteunt deze ritmes en kan zo de stofwisseling optimaliseren.

Ghreline

Ghreline is een hormoon dat in de maag wordt geproduceerd en de eetlust stimuleert. Bij een stofwisselingskuur zonder HCG speelt het een rol, omdat het door regelmatige maaltijden kan worden gecontroleerd en hunkeringen kunnen worden vermeden.

Ketonlichamen

Ketonlichamen zijn energierijke moleculen die door de lever worden geproduceerd wanneer het lichaam niet genoeg glucose uit koolhydraten beschikbaar heeft. Bij een stofwisselingskuur zonder HCG en intermittent vasten kunnen ketonlichamen dienen als alternatieve energiebron voor het lichaam en de hersenen.

PCOS

PCOS staat voor Polycysteus Ovarium Syndroom, een hormonale aandoening die voorkomt bij vrouwen in de vruchtbare leeftijd. Studies suggereren dat intermittent vasten positieve effecten kan hebben op de hormoonhuishouding van vrouwen met PCOS, wat relevant kan zijn voor een stofwisselingskuur zonder HCG.

Stofwisselingsactiviteit gedurende de dag

Illustreert de fluctuatie van de stofwisselingsactiviteit op basis van de timing van maaltijden.

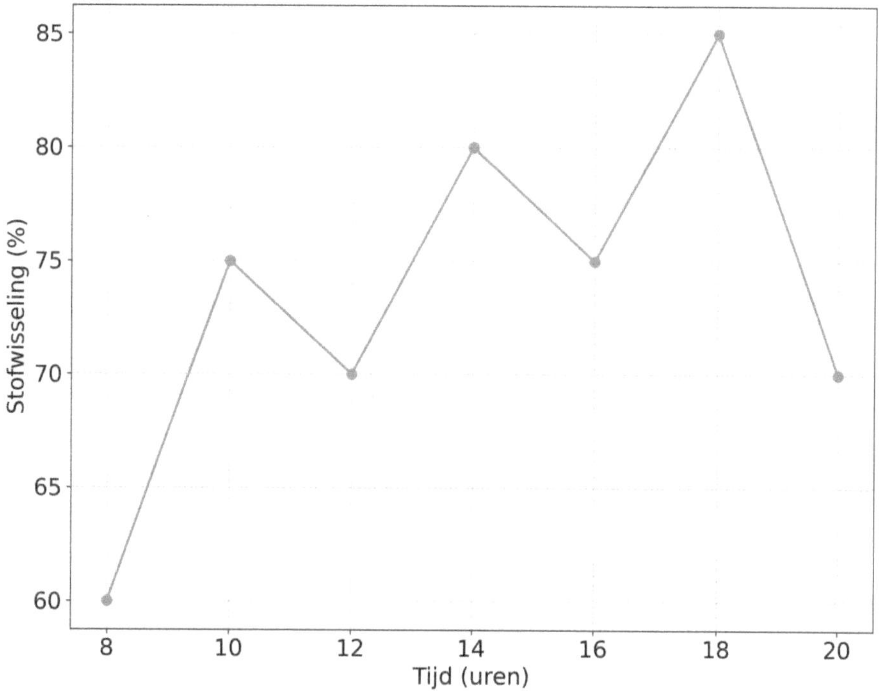

De grafiek toont een cyclisch patroon met pieken na de maaltijden, wat duidt op een verhoogde stofwisselingsactiviteit voor de spijsvertering. Regelmatige maaltijdtiming ondersteunt een consistent stofwisselingsritme. De dalen vertegenwoordigen periodes van lagere stofwisselingsactiviteit tussen de maaltijden. Het handhaven van consistente maaltijden kan overmatige dalen voorkomen en stabiele energieniveaus bevorderen.

Portiegroottes

Portiegroottes spelen een cruciale rol in het succes van een stofwisselingsvriendelijke voeding zonder HCG. De juiste hoeveelheid voedsel beïnvloedt direct de calorie-inname en daarmee de energiebalans van het lichaam. Te grote porties, zelfs bij gezonde voedingsmiddelen, kunnen leiden tot een overmatige calorie-inname en gewichtsverlies belemmeren. Omgekeerd kunnen te kleine porties leiden tot een tekort aan essentiële voedingsstoffen en de stofwisseling negatief beïnvloeden. De optimale portiegrootte hangt af van verschillende factoren, waaronder de individuele caloriebehoefte, het activiteitsniveau en de specifieke doelen van de stofwisselingskuur. Een eenvoudige methode om de portiegroottes te beheersen, is het gebruik van kleinere borden en kommen. Dit kan helpen om de perceptie van de gegeten hoeveelheid te veranderen en zo de calorie-inname onbewust te verminderen. De samenstelling van de maaltijd beïnvloedt ook het verzadigingsgevoel en daarmee de portiecontrole. Een maaltijd met een hoog gehalte aan vezels, eiwitten en complexe koolhydraten verzadigt doorgaans langer dan een maaltijd die voornamelijk eenvoudige koolhydraten en vet bevat. Vezels zwellen op in de maag en creëren een vol gevoel, terwijl eiwitten de verzadigingshormonen beïnvloeden. Complexe koolhydraten worden langzamer verteerd dan eenvoudige koolhydraten, wat leidt tot een stabielere bloedsuikerspiegel en een langer aanhoudend verzadigingsgevoel. Een voorbeeld van een verzadigende maaltijd zou een salade zijn met gegrilde kip of vis, quinoa en verschillende groenten. Naast de grootte en samenstelling van de maaltijden is ook de frequentie van de voedselinname relevant. Regelmatige maaltijden op ongeveer gelijke tijdstippen kunnen helpen om de bloedsuikerspiegel stabiel te houden en hunkeringen te vermijden. Wie gedurende de dag regelmatig eet, voorkomt sterke schommelingen in de bloedsuikerspiegel en daarmee gepaard gaande hunkeringen. Bovendien kan een constante maaltijdritme de stofwisseling positief beïnvloeden en de vetverbranding bevorderen. Individueel aangepaste eetpauzes, bijvoorbeeld in het kader van intermitterend vasten, kunnen ook positieve effecten op de stofwisseling hebben en de gewichtsregulatie ondersteunen. Om de portiegroottes in het dagelijks leven beter te kunnen beheersen, zijn er verschillende hulpmiddelen en strategieën beschikbaar. Naast het gebruik van kleinere borden kan ook het bewust afwegen van voedsel nuttig zijn om een gevoel voor de juiste hoeveelheden te ontwikkelen. Apps en online rekentools kunnen helpen om de individuele caloriebehoefte te bepalen en de voedingssamenstelling van de maaltijden te analyseren. Ook het van tevoren voorbereiden van maaltijden kan de portiecontrole vergemakkelijken, omdat zo de hoeveelheid gebruikte ingrediënten precies kan worden bepaald. Wie zijn maaltijden plant en voorbereidt, voorkomt spontane beslissingen die vaak tot grotere porties leiden. Op de lange termijn leidt de bewuste omgang met portiegroottes tot een beter begrip van de eigen behoeften en tot een duurzame voedingsverandering. Een combinatie van aangepaste portiegroottes, evenwichtige maaltijden en een geregeld maaltijdritme draagt aanzienlijk bij aan het succes van een stofwisselingsvriendelijke voeding en ondersteunt de langdurige gewichtscontrole. In de loop van de tijd ontwikkelt zich een intuïtief gevoel voor de juiste portiegroottes, wat de uitvoering in het dagelijks leven vergemakkelijkt. De bewuste controle van de portiegroottes is dus een belangrijke stap op weg naar een gezond en duurzaam gewichtsmanagement.

Goed om te weten

Complexe koolhydraten

Complexe koolhydraten leveren energie aan het lichaam en worden in tegenstelling tot eenvoudige koolhydraten langzaam verteerd. Hierdoor zorgen ze voor een stabiele bloedsuikerspiegel en een langer aanhoudend verzadigingsgevoel, wat belangrijk is voor de gewichtscontrole in een stofwisselingskuur zonder HCG. Volkorenproducten, peulvruchten en groenten zijn goede bronnen van complexe koolhydraten.

Eenvoudige koolhydraten

Eenvoudige koolhydraten worden snel verteerd en leiden tot een snelle stijging van de bloedsuikerspiegel. Dit kan hunkeringen en energietekorten veroorzaken, wat het succes van een stofwisselingskuur zonder HCG kan beïnvloeden. Snoep, witte meelproducten en suikerhoudende dranken bevatten veel eenvoudige koolhydraten.

Essentiële voedingsstoffen

Essentiële voedingsstoffen zijn levensnoodzakelijke stoffen die het lichaam niet zelf kan aanmaken en daarom via de voeding moeten worden opgenomen. In een stofwisselingskuur zonder HCG is een voldoende inname van deze voedingsstoffen bijzonder belangrijk om tekorten te voorkomen en de stofwisseling optimaal te ondersteunen. Voorbeelden van essentiële voedingsstoffen zijn bepaalde vitamines, mineralen, vetzuren en aminozuren.

Aanbevolen portiegroottes voor Metabolic Balance

Portiegroottes per voedingsgroep

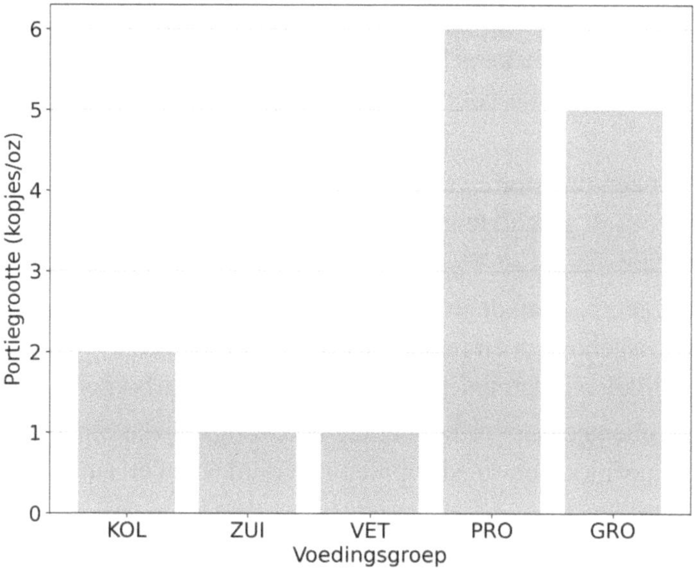

GRO: Groenten (niet-zetmeelhoudend)

PRO: Eiwitten (mager vlees, vis, gevogelte)

ZUI: Zuivel (ongezoet)

KOL: Koolhydraten (fruit met lage GI)

VET: Gezonde vetten (noten, zaden, oliën)

Deze grafiek geeft een visuele weergave van de aanbevolen portiegroottes voor een metabolisch uitgebalanceerd dieet. Eiwitporties zijn over het algemeen het grootst, wat het belang van eiwitten in dit type dieet benadrukt. De kleinere porties koolhydraten en vetten weerspiegelen de focus op het beheersen van deze macronutriënten. Groenten hebben een royale aanbevolen portiegrootte, wat hun belang voor vezels en micronutriënten benadrukt. Inzicht in deze portiegroottes is cruciaal voor het bereiken van de gewenste metabolische effecten.

Concrete adviezen

- "Koppel uw maaltijden mentaal aan positieve emoties en ervaringen om op lange termijn een gezonde relatie met voedsel op te bouwen.
- Zorg ervoor dat uw keuken zo is ingericht dat gezonde voedingsmiddelen goed zichtbaar en binnen handbereik zijn, terwijl ongezonde voedingsmiddelen op de achtergrond verdwijnen.
- Ontwikkel voor elke gebruikelijke probleem situatie (bijv. stress, verveling) een alternatieve strategie die niets met eten te maken heeft.
- Creëer een repertoire van snelle en eenvoudige recepten voor metabolisch geschikte maaltijden die u ook op stressvolle dagen kunt bereiden.
- Maak gebruik van de diversiteit van de natuur en integreer seizoensgebonden en regionale voedingsmiddelen in uw maaltijden om variatie en optimale voedingsstoffen te waarborgen.
- Experimenteer met verschillende bereidingswijzen om dezelfde voedingsmiddelen steeds opnieuw te ontdekken en smaakmonotonie te vermijden.
- Eet uw maaltijden op een vaste plek en zonder afleidingen zoals televisie of smartphone, om bewuster te eten en de verzadigingssignalen waar te nemen.
- Bespreek regelmatig uw voedingsverandering met vrienden of familie en laat u inspireren door hun positieve ervaringen.
- Beloon uzelf voor behaalde tussen doelen met een activiteit die u plezier brengt en uw gezondheid bevordert, zoals een ontspannend

2. 2 Ketogeen dieet

De ketogene voedingswijze maakt gebruik van de natuurlijke vetverbranding van het lichaam door het in een staat van ketose te brengen. Door de drastische vermindering van koolhydraten wordt de stofwisseling omgeschakeld: in plaats van glucose dienen nu ketonen, gevormd uit vetreserves, als primaire energiebron. Dit kan leiden tot gewichtsreductie, verbeterde insulinegevoeligheid en andere gezondheidsvoordelen, maar brengt ook uitdagingen met zich mee. Een ketogene voeding vereist een nauwkeurige afstemming van macronutriënten, met name een voldoende eiwitinname voor het behoud van spiermassa. De omschakeling van de stofwisseling kan bovendien aanvankelijke bijwerkingen met zich meebrengen. Ontdek in dit hoofdstuk hoe u de ketogene voedingswijze optimaal kunt integreren in uw stofwisselingskuur en van de voordelen kunt profiteren.

De sleutel tot het succes van een ketogeen dieet ligt in de optimale balans tussen koolhydraatreductie, voldoende eiwitinname en de daarmee gepaard gaande activatie van de vetstofwisseling voor duurzame vetverbranding en verbetering van de gezondheid.

Vetstofwisseling activeren

De vetstofwisseling wordt geactiveerd wanneer het lichaam in plaats van glucose, vetzuren en ketonen gebruikt voor energie [s24]. Deze metabolische schakelaar treedt in werking wanneer de glycogeenvoorraden in de lever zijn uitgeput en de lipolyse, de vetafbraak in het vetweefsel, toeneemt – typisch 12 tot 36 uur na de laatste maaltijd [s24]. In het kader van een ketogeen dieet wordt dit proces doelbewust geïnitieerd. Door de drastische vermindering van de koolhydraatinname (<30 g/dag) en de gelijktijdige verhoging van de vetinname (bijv. ~44%) [s25] wordt het lichaam in een staat van ketose gebracht. In deze toestand zijn ketonen de primaire energiebron voor de hersenen en het lichaam, vergelijkbaar met vasten of langdurige lichamelijke activiteit [s24]. Ketogene diëten (KD's) verlagen de insulineproductie en verbeteren de insulinegevoeligheid [s26]. Dit vermindert lichaamsvet, met name het viscerale vet dat de inwendige organen omringt [s26]. Naast gewichtsverlies hebben KD's ook een ontstekingsremmend effect en verminderen ze oxidatieve stress [s26]. Bij vrouwen met het polycysteus ovariumsyndroom (PCOS) kan een zeer caloriearm ketogeen dieet (VLCKD) de hormonale balans positief beïnvloeden door de insulineresistentie te verlagen en de ovulatie te bevorderen [s26]. Ook postmenopauzale vrouwen kan een KD helpen om het risico op kardiometabolische aandoeningen te verlagen door lichaamsgewicht en viscerale vet te verminderen [s26]. Bovendien kan een speciaal dieet dat gericht is op het gebruik van bepaalde vetzuren als alternatieve energiebronnen de mitochondriale functie en de energiehuishouding herstellen [s27]. Dit werd aangetoond in diermodellen door een verbetering van de motorische functie [s27]. Ook de levenskwaliteit en overlevingstijd van bepaalde patiëntengroepen kunnen worden verbeterd door de combinatie van een caloriearm dieet met medicamenteuze therapieën [s27]. Een ketogeen dieet kan bij overgewicht of obese mannen met metabole

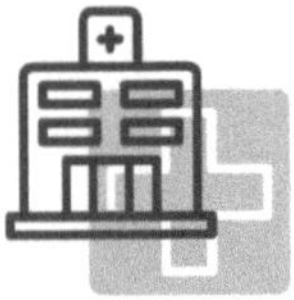

hypogonadisme leiden tot een significante vermindering van lichaamsgewicht, bloedsuiker, insuline, C-peptide en pro-insuline [s25]. De normalisatie van de pro-insulinewaarden wijst op een verbetering van de functie van de bètacellen in de alvleesklier, wat het risico op type 2 diabetes kan verlagen [s25]. Het ketogene dieet heeft dus het potentieel om de stofwisseling duurzaam te beïnvloeden en diverse gezondheidsvoordelen te bieden.

Goed om te weten

Glycogeen

Glycogeen is de opslagvorm van glucose in het lichaam, voornamelijk in de lever en spieren. Bij een ketogeen dieet worden de glycogeenvoorraden verminderd om het lichaam aan te zetten tot vetverbranding.

Ketonen

Ketonen zijn organische verbindingen die tijdens de vetverbranding in de lever worden gevormd. Ze dienen als alternatieve energiebron voor de hersenen en spieren wanneer glucose niet voldoende beschikbaar is, zoals het geval is bij een ketogeen dieet.

Lipolyse

Lipolyse is het proces van vetafbraak in het vetweefsel, waarbij triglyceriden worden afgebroken in glycerol en vrije vetzuren. Deze vetzuren dienen dan als energiebron, vooral bij een ketogeen dieet.

Ketonenniveau Verloop

Typische ketonenniveau stijging tijdens een ketogeen dieet.

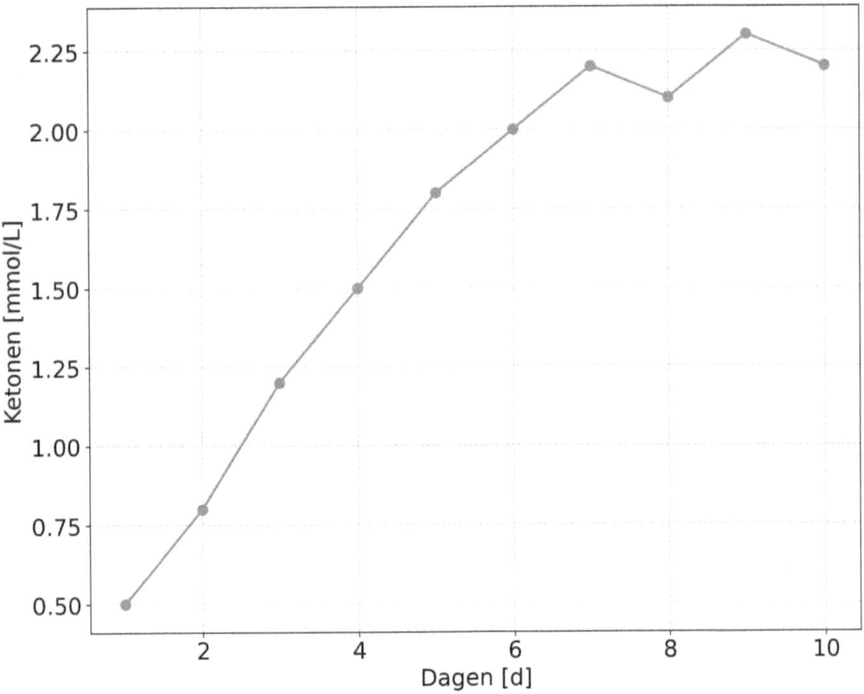

De grafiek toont een gestage stijging van de ketonenniveaus in het bloed gedurende de eerste week, wat wijst op een succesvolle aanpassing aan een ketogeen dieet. De niveaus stabiliseren rond dag 7, wat suggereert dat het lichaam zijn primaire brandstofbron van glucose naar ketonen heeft verschoven.

Koolhydraatvermindering

De koolhydraatvermindering is de kern van de ketogene voeding en de sleutel tot Ketose. Door de inname van koolhydraten sterk te beperken, tot minder dan 30 gram per dag, dwingt men het lichaam om zijn stofwisseling om te schakelen. Normaal gesproken haalt het lichaam energie uit glucose, die uit koolhydraten wordt gewonnen. Bij een tekort aan deze primaire energiebron, grijpt het lichaam terug op vetreserves. Dit proces, de lipolyse, splitst opgeslagen lichaamsvet in vetzuren en glycerol. De lever zet deze vetzuren om in ketonen, die als alternatieve energiebron voor de hersenen en spieren dienen. [s28] Deze omschakeling van de stofwisseling kan positieve effecten op de gezondheid hebben, vooral voor vrouwen met het polycysteus ovariumsyndroom (PCOS). Een koolhydraatarm dieet kan de Insulineresistentie, een veelvoorkomend probleem bij PCOS, verbeteren en zo de hormonale

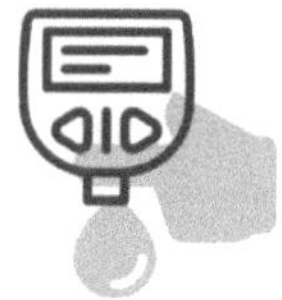

balans positief beïnvloeden, wat zich uit in een verhoogde regelmaat van de menstruatiecyclus en een verhoogde zwangerschapskans. [s29] Bovendien kan het gewichtsverlies dat vaak gepaard gaat met een ketogeen dieet, verder bijdragen aan de verbetering van de vruchtbaarheid. [s29] Een vermindering van koolhydraten kan dus niet alleen de stofwisseling veranderen, maar ook de reproductieve gezondheid positief beïnvloeden. Wie zijn koolhydraatinname vermindert, moet sterk bewerkte voedingsmiddelen, suiker en zetmeel vermijden en in plaats daarvan kiezen voor groenten, noten en gezonde vetten.

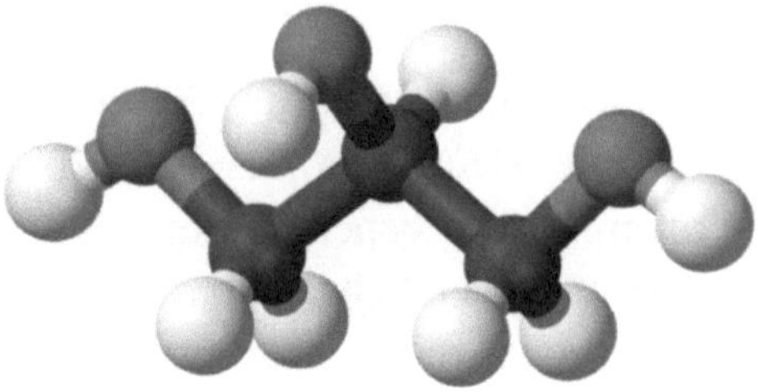

Glycerol [i17]

Koolhydraatgehalte

Koolhydraten per 100g

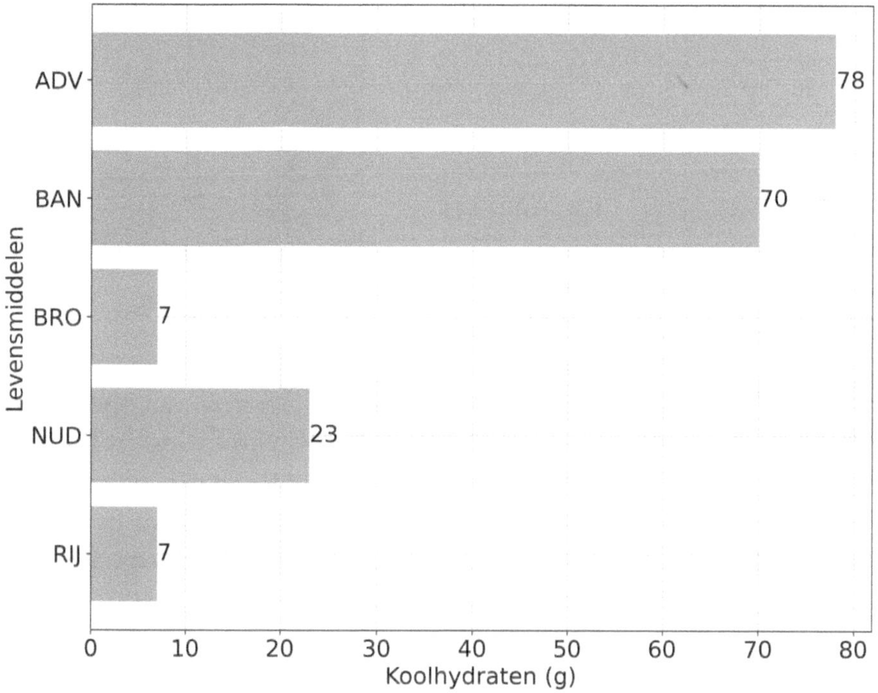

ADV: Avocado

BAN: Banaan

BRO: Broccoli

NUD: Noedels

RIJ: Rijst

Het staafdiagram visualiseert het koolhydraatgehalte van verschillende levensmiddelen, handig voor een ketogeen dieet. Levensmiddelen zoals avocado en broccoli hebben een aanzienlijk lager koolhydraatgehalte in vergelijking met noedels of rijst. Dit illustreert de noodzaak om bij een koolhydraatarm dieet de voedselkeuze zorgvuldig te maken.

Eiwitbehoefte dekken

Een voldoende eiwitinname is tijdens een ketogeen dieet essentieel om het verlies van spiermassa te voorkomen, terwijl het lichaam vet als primaire energiebron gebruikt. Zoals studies aantonen, ligt de aanbevolen eiwitinname rond de 1,6 gram per kilogram lichaamsgewicht per dag [s30]. Deze hoeveelheid zorgt ervoor dat het lichaam voldoende bouwstenen heeft om spierproteïne te behouden en tegelijkertijd de ketose te handhaven [s31]. Een te lage eiwitinname kan leiden tot afbraak van spiermassa, wat de stofwisseling vertraagt en het gewichtsverlies belemmert. Omgekeerd kan een overmatige eiwitinname de ketose onderbreken, omdat het lichaam overtollig eiwit in glucose kan omzetten. Een vrouw met een gewicht van 60 kg zou daarom dagelijks ongeveer 96 gram eiwit moeten innemen. Deze hoeveelheid eiwit kan goed in het ketogene voedingsplan worden geïntegreerd door onder andere vlees, vis, eieren, zuivelproducten en eiwitrijke plantaardige voedingsmiddelen zoals tofu of tempeh in het dieet op te nemen [s32]. Vooral bij een zeer caloriearm ketogeen dieet (VLCKD), zoals beschreven met ongeveer 1000-1200 kcal per dag in bron [s30], is een voldoende eiwitinname cruciaal om het behoud van spiermassa te waarborgen en de positieve effecten op insulinempfindlichkeit en beta-celfunctie te ondersteunen [s31]. Een hogere eiwitinname van meer dan 25% van de totale energie-inname kan, zoals studies suggereren, zelfs een positieve invloed hebben op de vruchtbaarheid [s32]. Het ketogene dieet, gecombineerd met een

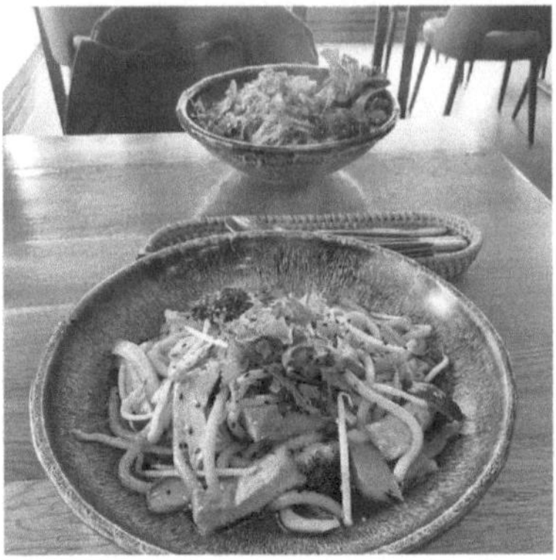

Tofu [i19]

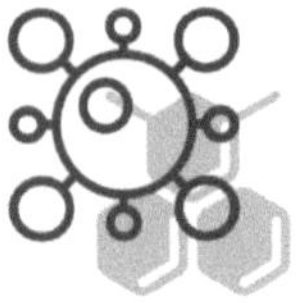

voldoende eiwitinname, biedt dus niet alleen voordelen voor gewichtsverlies, maar ondersteunt ook de algehele gezondheid en het welzijn.

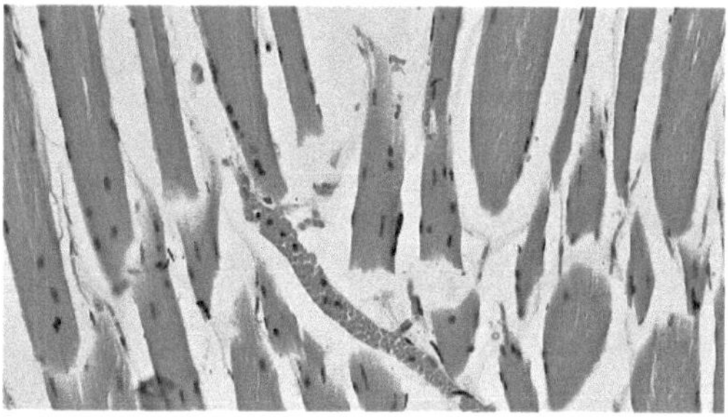

spiermassa [i18]

Ketogene eiwitbronnen

Ideale eiwitverdeling bij keto.

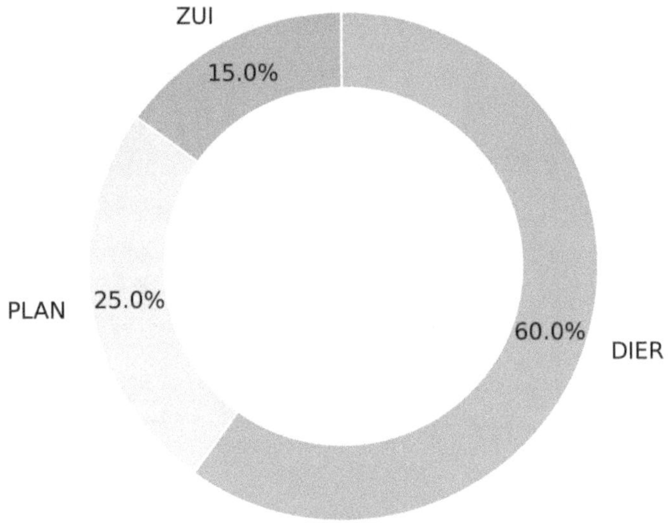

- DIER: Dierlijke bronnen (vlees, vis, gevogelte)
- PLAN: Plantaardig (noten, zaden, groenten)
- ZUI: Zuivel (kaas, eieren, Griekse yoghurt)

Deze grafiek laat de aanbevolen eiwitinnameverdeling zien voor een ketogeen dieet, met de nadruk op een balans tussen verschillende bronnen om voldoende inname van essentiële aminozuren en micronutriënten te garanderen. Een aanzienlijk deel is afkomstig van dierlijke bronnen die bekend staan om hun hoge biologische waarde, terwijl plantaardige eiwitten en zuivel bijdragen aan de algehele eiwitbehoefte en voedingsdiversiteit. Deze balans ondersteunt het behoud van spieren en de algehele gezondheid met behoud van de ketogene principes.

Concrete adviezen

- Verander uw eetgewoonten geleidelijk door eerst slechts één maaltijd per dag ketogeen te maken.
- Integreer eenmaal per week een 'Keto-dag' waarop u zich uitsluitend ketogeen voedt.
- Bereid ketogene snacks voor onderweg voor om hunkeringen naar suikerrijke voedingsmiddelen te vermijden.
- Vervang traditionele bijgerechten zoals pasta of aardappelen door koolhydraatarme alternatieven zoals bloemkoolrijst of courgette-noedels.
- Creëer uw eigen ketogene dessertvariaties met suikervrije zoetstoffen en ingrediënten zoals kokosmeel of amandelmeel.
- Gebruik de ketogene voedingswijze als een gelegenheid om uw kookvaardigheden uit te breiden en nieuwe recepten uit te proberen.
- Volg een kookcursus die zich richt op het bereiden van ketogene gerechten.
- Vervang suikerrijke dranken door ongezoete thee, water met citroen of zelfgemaakte kruidendrankjes.
- Maak uw boodschappenlijst keto-vriendelijk door voor het winkelen een lijst te maken en u eraan te houden.
- Leer de voedingswaarden van voedingsmiddelen te interpreteren om de koolhydraatgehaltes beter in te schatten.
- Zoek contact met andere mensen die ketogeen eten om elkaar te motiveren en tips uit te wisselen.
- Documenteer uw ketogene maaltijden fotografisch om uw voortgang visueel vast te leggen en inspiratie op te doen.

2. 3 Levensmiddelenkeuze

De juiste voedselkeuze is cruciaal voor het succes van een stofwisselingskuur zonder HCG. Het beïnvloedt niet alleen de stofwisseling en de gewichtsregulatie, maar ook het algemene welzijn. Het is belangrijk om voedingsrijke voedingsmiddelen te verkiezen en bepaalde voedselgroepen te vermijden om het lichaam optimaal te ondersteunen. Naast de keuze van de voedingsmiddelen spelen ook de bereiding en de combinatie van verschillende voedingsmiddelen een belangrijke rol. Specerijen en kruiden kunnen de stofwisseling bovendien positief beïnvloeden. De optimale voedselkeuze kan uitdagingen met zich meebrengen, maar biedt tegelijkertijd het potentieel voor duurzame successen. Ontdek hieronder hoe u de juiste voedingsmiddelen kunt kiezen en combineren om uw stofwisselingskuur optimaal te ondersteunen.

Voor een succesvolle stofwisselingskuur is de bewuste keuze van voedingsrijke voedingsmiddelen met een lager vetgehalte en een hoge voedingsdichtheid cruciaal, gecombineerd met het vermijden van sterk suikerrijke en sterk bewerkte producten, evenals geraffineerde koolhydraten. De integratie van gefermenteerde voedingsmiddelen en specerijen en kruiden kan de stofwisseling bovendien positief beïnvloeden.

Stofwisselingsstimulerende voedingsmiddelen

Stofwisselingsstimulerende voedingsmiddelen zijn niet gelijk te stellen met wondermiddelen, maar ze kunnen het metabolisme positief beïnvloeden en zo bijdragen aan een gezonde gewichtsregulatie [s33]. Een belangrijk aspect is de keuze van voedingsmiddelen met een hoge voedingswaarde en tegelijkertijd een laag vetgehalte. Hierdoor daalt vaak de behoefte aan calorierijke producten, wat de energie-inname vermindert en gewichtsverlies kan bevorderen [s33]. Een vullend ontbijt van havermout met bessen en noten bijvoorbeeld houdt langer verzadigd en voorkomt hongeraanvallen. Naast de voedingswaarde spelen ook gefermenteerde voedingsmiddelen een interessante rol. Door het fermentatieproces ontstaan bioactieve verbindingen en voedingsstoffen die de groei van nuttige darmbacteriën ondersteunen [s34]. Deze verbeterde darmgezondheid kan op zijn beurt een positief effect hebben op het metabolisme [s34]. Fermentatie verhoogt bovendien de verteerbaarheid door complexe koolhydraten en eiwitten af te breken – de voedingsstoffen zijn zo beter beschikbaar voor het lichaam [s34]. Daarnaast leveren gefermenteerde voedingsmiddelen vaak probiotica, die het darmmicrobioom verder optimaliseren en zo de gezondheid bevorderen [s34]. De daarbij ontstane korteketenvetzuren (SCFA) ondersteunen ook de

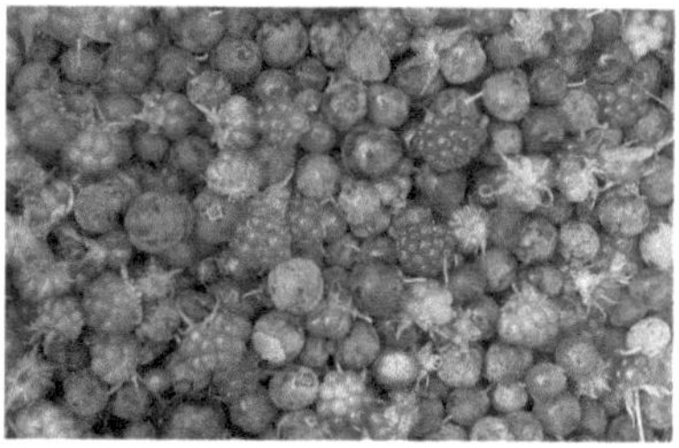

Bessen [i20]

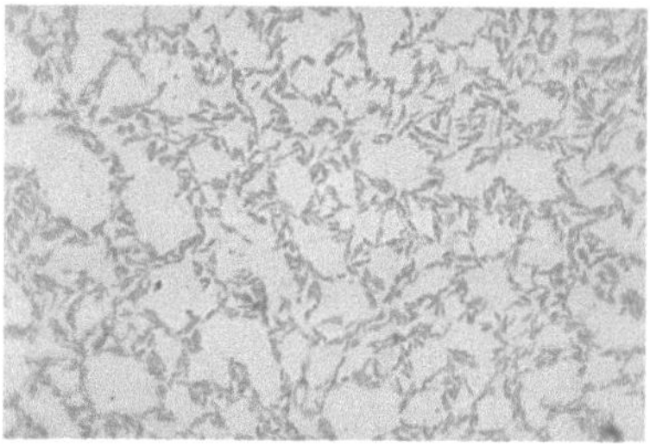

darmbacteriën [i21]

darmgezondheid en dragen bij aan een goed functionerend metabolisme [s34]. Ook de in gefermenteerde voedingsmiddelen aanwezige polyfenolen hebben een positief effect op de darmflora door de groei van nuttige bacteriën te bevorderen en tegelijkertijd schadelijke bacteriën te remmen [s34]. Gefermenteerde voedingsmiddelen kunnen zo dienen als een soort "taxi" voor probiotica, die zo de maagpassage overleven en in de darm hun volle werking kunnen uitoefenen [s34].

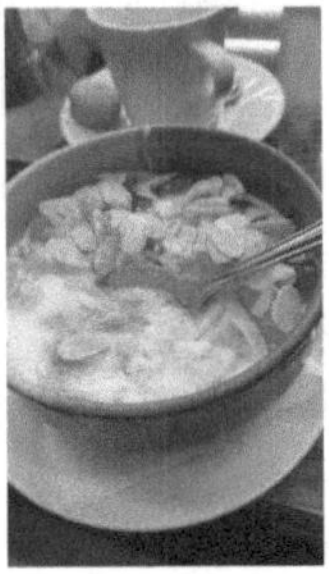

Havermout [i22]

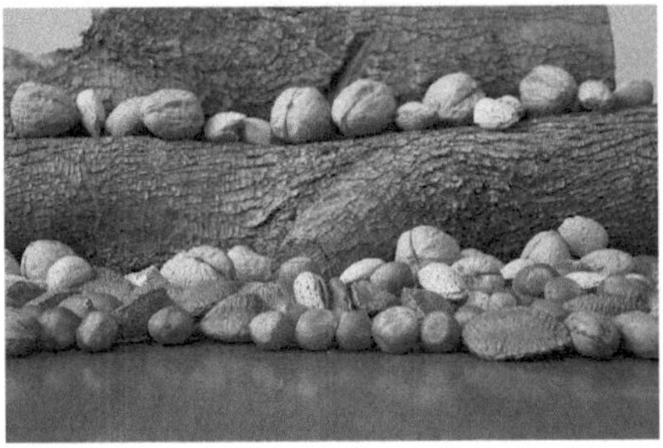

Noten [i23]

Bioactieve verbindingen

Bioactieve verbindingen zijn stoffen die in voedingsmiddelen voorkomen en positieve effecten op de gezondheid kunnen hebben. Ze ontstaan onder andere tijdens de fermentatie en kunnen het metabolisme, het immuunsysteem en andere lichaamsfuncties beïnvloeden. In het kader van een stofwisselingskuur zonder HCG kunnen ze de gewichtsregulatie en het algemene welzijn ondersteunen.

Gefermenteerde voedingsmiddelen

Gefermenteerde voedingsmiddelen zoals zuurkool, kimchi of yoghurt worden geproduceerd door de invloed van micro-organismen. Deze veranderen de samenstelling van de voedingsmiddelen en creëren daarbij gezondheidsbevorderende stoffen. In de context van een stofwisselingskuur zonder HCG kunnen gefermenteerde voedingsmiddelen de darmgezondheid verbeteren en het metabolisme ondersteunen.

Voedingswaarde

De voedingswaarde verwijst naar de hoeveelheid vitamines, mineralen en andere belangrijke voedingsstoffen in verhouding tot de calorieën van een voedingsmiddel. Een hoge voedingswaarde is belangrijk bij een stofwisselingskuur zonder HCG om het lichaam optimaal van voedingsstoffen te voorzien, terwijl de calorie-inname wordt verminderd. Dit ondersteunt het gewichtsverlies en het behoud van de lichaamsfuncties.

Thermisch effect van voedsel

Energieverbruik door vertering

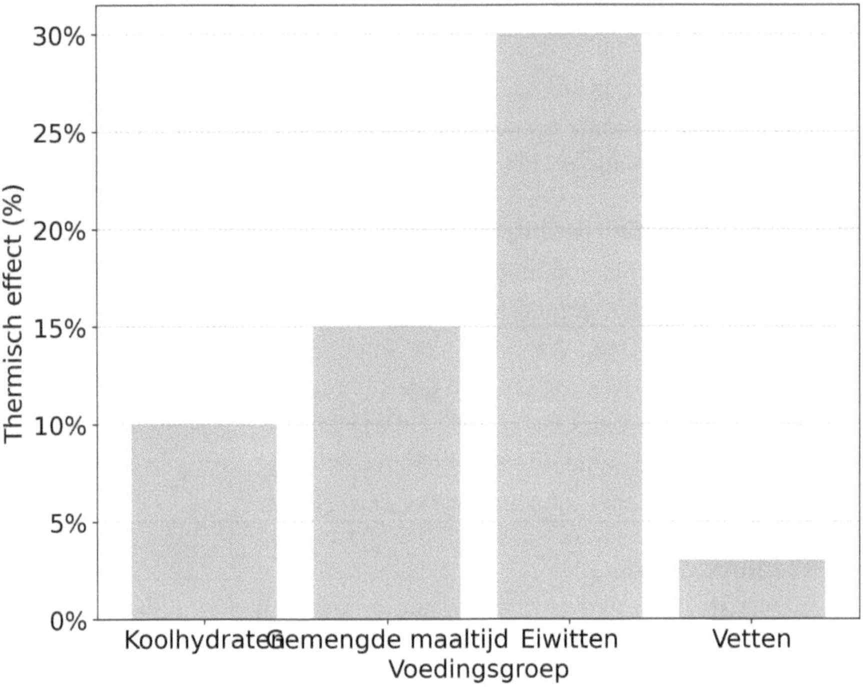

EW: Eiwitten (bijv. Mager vlees, Vis)

GEM: Gemengde maaltijd (Gebalanceerde macro's)

KH: Koolhydraten (bijv. Volkoren granen, Groenten)

VET: Vetten (bijv. Avocado, Noten)

Eiwitrijk voedsel heeft een aanzienlijk hoger thermisch effect in vergelijking met koolhydraten en vetten. Dit betekent dat het lichaam meer energie gebruikt om eiwitten te verwerken, wat mogelijk gunstig is voor gewichtsbeheersing wanneer het wordt opgenomen als onderdeel van een uitgebalanceerd dieet.

Verboden voedingsmiddelen

In het kader van een stofwisselingskuur zonder HCG is de keuze van voedingsmiddelen cruciaal voor het succes. Bepaalde voedselgroepen moeten tijdens de kuur worden vermeden om de stofwisseling niet negatief te beïnvloeden en het gewenste gewichtsverlies te ondersteunen. Vooral sterk suikerrijke voedingsmiddelen zoals snoep, frisdranken en sterk bewerkte producten met toegevoegde suiker zijn taboe [s35]. Het hoge suikergehalte van deze producten leidt tot een snelle stijging van de bloedsuikerspiegel, gevolgd door een even snelle daling, wat hongeraanvallen en energiedips kan veroorzaken [s35]. Ongeveer een handvol bessen levert waardevolle vitamines en antioxidanten, terwijl een chocoladereep voornamelijk "lege" calorieën en suiker biedt. Ook voedingsmiddelen met een hoog gehalte aan geraffineerde koolhydraten, zoals witbrood of pasta, moeten worden verminderd, omdat ze een vergelijkbaar effect op de bloedsuikerspiegel hebben [s35]. In plaats daarvan moeten volkorenproducten de voorkeur krijgen, omdat deze rijk zijn aan vezels en bijdragen aan een langduriger verzadiging. Daarnaast moeten sterk vette, met name gefrituurde voedingsmiddelen, evenals rood vlees, worden beperkt [s35]. Deze belasten de stofwisseling en kunnen het gewichtsverlies vertragen [s35]. Interessant

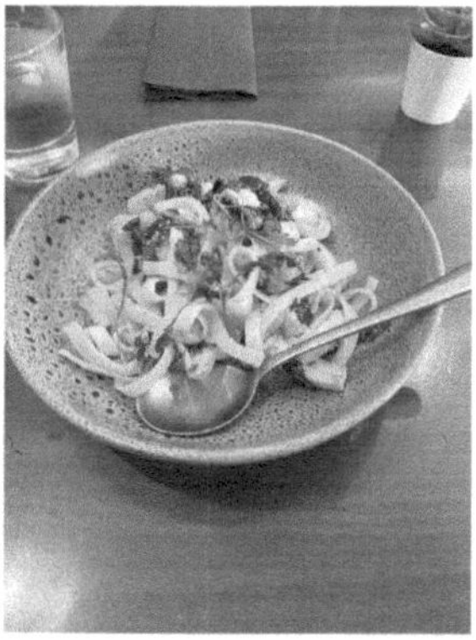

Zeevruchten [i24]

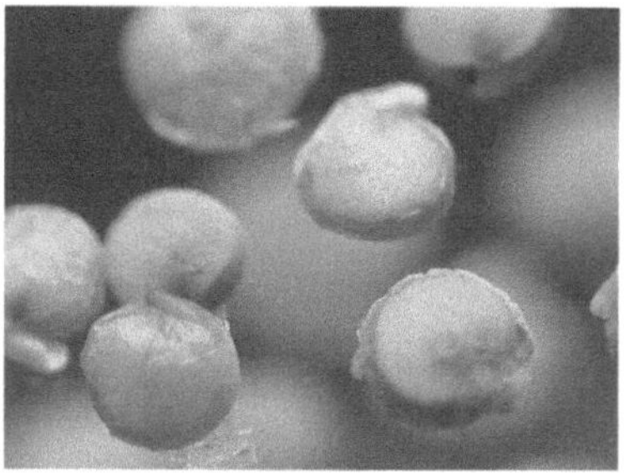

Volkorenproducten [i25]

is dat zeevruchten in tegenstelling tot rood vlees zijn toegestaan en vanwege hun hoge eiwit- en jodiumgehalte een

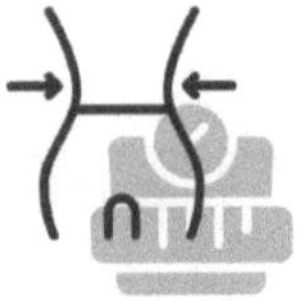

waardevolle aanvulling op het dieet kunnen zijn [s36]. De aanbevelingen van de orthodoxe kerk voor vegetarische voeding tijdens vastentijden tonen aan dat een dieet zonder vlees ook gezond en evenwichtig kan zijn [s36]. Deze voedingswijze kan als inspiratie dienen voor de integratie van meer plantaardige eiwitbronnen in het dieet.

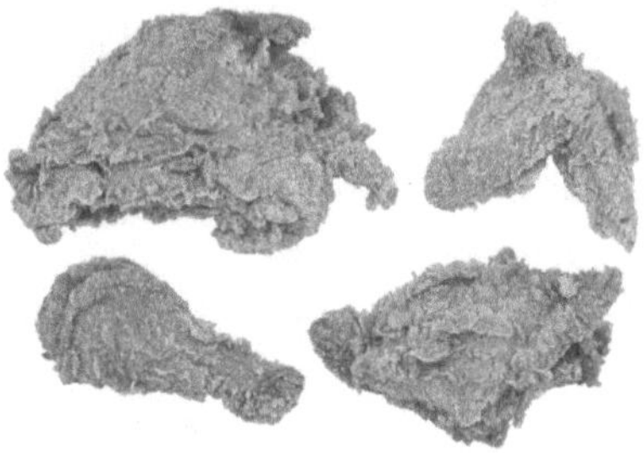

Gefrituurd voedsel [i26]

Gefrituurde voedingsmiddelen

Gefrituurde voedingsmiddelen bevatten vaak ongezonde vetten en veel calorieën, die de stofwisseling belasten en het gewichtsverlies kunnen belemmeren. Ze moeten tijdens de stofwisselingskuur zonder HCG worden vermeden om het lichaam optimaal te ondersteunen.

Geraffineerde koolhydraten

Geraffineerde koolhydraten, zoals witte meelproducten, worden snel gemetaboliseerd en kunnen leiden tot bloedsuikerpieken die de stofwisseling negatief beïnvloeden en honger bevorderen. Tijdens een stofwisselingskuur zonder HCG moeten ze daarom worden verminderd.

Rood vlees

Rood vlees bevat weliswaar belangrijke voedingsstoffen, maar ook veel verzadigd vet, dat in grotere hoeveelheden de stofwisseling kan belasten. Tijdens de stofwisselingskuur zonder HCG moet de consumptie van rood vlees worden verminderd en kan beter worden gekozen voor mager vlees of alternatieven.

Zeevruchten

Zeevruchten zijn rijk aan eiwitten en jodium, wat de schildklierfunctie ondersteunt. Ze zijn een goed alternatief voor rood vlees tijdens de stofwisselingskuur en leveren belangrijke voedingsstoffen zonder de stofwisseling te belasten.

Verboden voedsel

Problematische ingrediënten

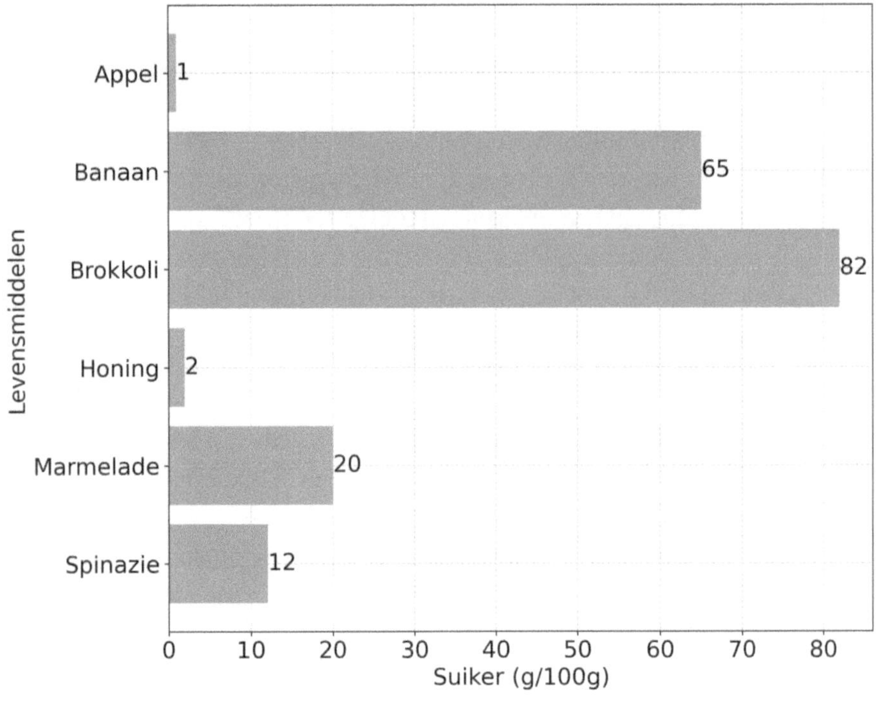

APL: Appel

BAN: Banaan

BRO: Brokkoli

HON: Honing

MAR: Marmelade

SPI: Spinazie

Het staafdiagram visualiseert het suikergehalte van verschillende levensmiddelen. Honing en jam hebben het hoogste suikergehalte en moeten daarom vermeden worden. Fruit bevat een matig suikergehalte en kan met mate gegeten worden. Groenten hebben het laagste suikergehalte en zijn onbeperkt toegestaan.

Kruiden en specerijen

Kruiden en specerijen verrijken niet alleen de smaak van gerechten, maar kunnen ook de stofwisseling positief beïnvloeden en vormen zo een waardevolle aanvulling binnen een stofwisselingskuur zonder HCG. Veel kruiden en specerijen bevatten bioactieve stoffen, die verschillende effecten op het organisme kunnen hebben [s37]. Zo kunnen bijvoorbeeld gember en chili de thermogenese, oftewel de warmteproductie in het lichaam, stimuleren en daardoor het energieverbruik licht verhogen. Kaneel kan daarentegen de insulinegevoeligheid verbeteren en bloedsuikerschommelingen verminderen, wat hunkeringen kan voorkomen. Ook kruiden zoals rozemarijn en oregano bevatten antioxidatieve verbindingen, die celbeschadiging kunnen tegengaan en de algehele gezondheid kunnen bevorderen [s37]. Kurkuma, een bestanddeel van kerriepoeder, bevat curcumine, dat ontstekingsremmende eigenschappen heeft. Door een slimme combinatie van verschillende kruiden en specerijen kunnen alledaagse gerechten worden verfijnd en tegelijkertijd de stofwisselingskuur worden ondersteund. Een kipfilet, gekruid met rozemarijn, tijm en wat chili, biedt niet alleen een aromatische smaaksensatie, maar kan ook de stofwisseling stimuleren en de vetverbranding ondersteunen. Houd er echter rekening mee dat kruiden en specerijen alleen geen wonderen verrichten – ze zijn een aanvulling op een evenwichtige voeding en een gezonde levensstijl.

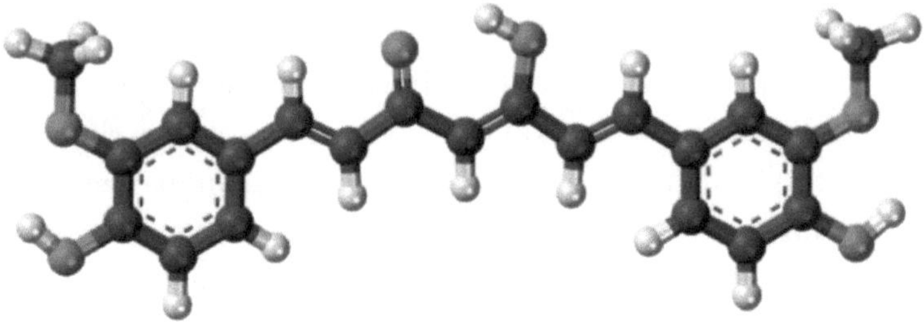

Curcumine [i27]

Goed om te weten

Antioxidatieve verbindingen

Antioxidatieve verbindingen beschermen de lichaamscellen tegen schade door vrije radicalen. Ze dragen bij aan de algehele gezondheid en kunnen ontstekingsprocessen verminderen die de stofwisseling negatief kunnen beïnvloeden. Kruiden zoals rozemarijn en oregano zijn rijk aan antioxidatieve verbindingen.

Bioactieve stoffen

Bioactieve stoffen zijn verbindingen in voedingsmiddelen die, naast de pure voedingswaarde, positieve effecten op de gezondheid kunnen hebben. In kruiden en specerijen zijn er veel bioactieve stoffen te vinden die de stofwisseling beïnvloeden en zo een stofwisselingskuur kunnen ondersteunen.

Insulinegevoeligheid

De insulinegevoeligheid beschrijft hoe goed de lichaamscellen reageren op het hormoon insuline. Een hoge insulinegevoeligheid is belangrijk voor een stabiele bloedsuikerspiegel en kan hunkeringen, die het succes van een stofwisselingskuur in gevaar kunnen brengen, voorkomen. Specerijen zoals kaneel kunnen de insulinegevoeligheid positief beïnvloeden.

Invloed van Specerijen en Kruiden op de Stofwisseling

Effect en gebruiksfrequentie van specerijen en kruiden op de stofwisseling tijdens een niet-HCG dieet.

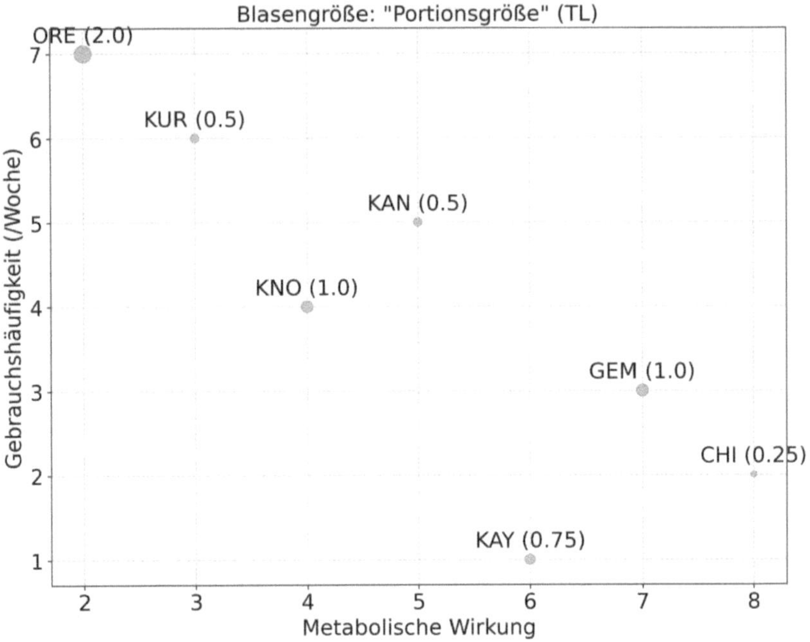

Blasengröße: Portionsgröße (TL)

CHI: Chili

KAN: Kaneel

KNO: Knoblauch

ORE: Oregano

GEM: Gember

KAY: Cayennepeper

KUR: Kurkuma

Over het algemeen hebben vaak gebruikte specerijen en kruiden de neiging om een milder stofwisselingseffect te hebben. Gember, hoewel minder vaak gebruikt, vertoont een sterke positieve impact. Kaneel daarentegen, ondanks frequent gebruik, toont een matig effect. Chili, hoewel minder frequent, vertoont ook een sterke invloed. Dit suggereert dat strategische incorporatie van specifieke specerijen, zoals gember en chili, de metabolische functie aanzienlijk kan verbeteren, zelfs bij minder frequent gebruik.

Concrete adviezen

- Stel uw persoonlijke voedselbouwpakket samen, gevuld met voedingsrijke en goed verteerbare componenten die uw stofwisseling ten goede komen.
- Ga op culinaire ontdekkingsreis en verken de wereld van vergeten groentesoorten en oude graanvariëteiten.
- Laat u inspireren door de natuur en stem uw voedselkeuze af op het seizoensaanbod van uw regionale markt.
- Verander uw boodschappen in een zintuiglijke ervaring: ruik, voel en bekijk de voedingsmiddelen bewust voordat u ze selecteert.
- Bouw een persoonlijke relatie op met uw voedsel door de herkomst en het productieproces ervan te leren kennen.
- Experimenteer met ongebruikelijke kruidencombinaties en creëer unieke smaakervaringen die uw stofwisseling stimuleren.
- Deel uw culinaire ontdekkingen met anderen en laat u inspireren door hun ideeën en recepten.
- Integreer de bereiding van uw maaltijden als een vast onderdeel van uw zelfzorg en geniet van het creatieve proces.
- Creëer kleine genietmomenten in het dagelijks leven door uw maaltijden rustig en met aandacht te nuttigen.
- Laat u inspireren door de traditionele keuken van uw voorouders en ontdek vergeten recepten en voedingsmiddelen opnieuw.
- Word een voedseldetective en onderzoek de samenstelling en voedingswaarden van de producten die u dagelijks consumeert.
- Ontwikkel een gevoel voor de behoeften van uw lichaam en leer de signalen voor honger en verzadiging correct te interpreteren.
- Beschouw uw voeding als een investering in uw gezondheid en welzijn en kies uw voedingsmiddelen zorgvuldig uit.

Terugblik - 2. Voedingsconcept

Een doordacht voedingsconcept is de sleutel tot een gezonde stofwisseling en duurzaam gewichtsmanagement. De focus zou niet alleen op de hoeveelheid calorieën moeten liggen, maar vooral op de soort en verdeling van voedingsstoffen, evenals het ritme van uw maaltijden. Een evenwichtige macronutriëntenverdeling die rekening houdt met uw individuele behoeften, vormt de basis voor een stabiele bloedsuikerspiegel en langdurige verzadiging. Overweeg hoe u aan uw dagelijkse behoefte aan eiwitten, gezonde vetten en complexe koolhydraten kunt voldoen. Integreer bijvoorbeeld eiwitrijke voedingsmiddelen zoals vis, mager vlees, eieren, peulvruchten en zuivelproducten gelijkmatig over de dag in uw maaltijden. Let ook op de kwaliteit van de eiwitten en combineer indien nodig plantaardige bronnen om een optimale aminozuurvoorziening te waarborgen.

Het juiste maaltijdenritme speelt ook een belangrijke rol. Een consistent ritme helpt om uw hongersignalen te reguleren en hunkeringen te vermijden. Integreer voldoende lange eetpauzes in uw dagelijkse routine, bijvoorbeeld door middel van intermittent fasting. Experimenteer met verschillende vastintervallen om te ontdekken welke methode het beste bij uw levensstijl past. Houd er rekening mee dat een regelmatig slaappatroon nauw verbonden is met uw stofwisseling. Vermijd daarom maaltijden kort voor het slapengaan en zorg voor voldoende slaap.

De controle over uw portiegroottes is een ander belangrijk aspect van een succesvol voedingsconcept. Begin met kleinere borden en kommen om uw perceptie van de gegeten hoeveelheid te beïnvloeden. Weeg uw voedsel af om een beter gevoel te krijgen voor de juiste porties. Focus op voedingsmiddelen met een hoge voedingsdichtheid, zoals groenten, fruit, volle granen en mager eiwit. Deze verzadigen duurzamer en leveren tegelijkertijd belangrijke vitamines en mineralen. Plan en bereid uw maaltijden van tevoren voor om spontane, ongezonde keuzes te vermijden.

De bewuste keuze van uw voedingsmiddelen is cruciaal. Verminder de consumptie van sterk bewerkte producten, suikerhoudende dranken en ongezonde vetten. Kies in plaats daarvan voor natuurlijke, onbewerkte voedingsmiddelen en integreer stofwisselingstimulerende specerijen en kruiden zoals gember, kaneel, chili, rozemarijn of kurkuma in uw gerechten. Wees niet bang om te experimenteren en nieuwe recepten uit te proberen. Wees u ervan bewust dat een verandering in voeding een proces is en dat terugslagen erbij horen. Blijf volhouden en pas uw voedingsconcept continu aan uw individuele behoeften en ervaringen aan. Met geduld en doorzettingsvermogen zult u uw stofwisseling optimaliseren, uw welzijn verbeteren en uw doelen bereiken.

3. Bewegingsprogramma

Wist u dat ons lichaam ook lang na de training nog calorieën verbrandt? De juiste beweging is de sleutel tot een actieve stofwisseling en ondersteunt het natuurlijke vetverlies tijdens de kuur. Van zachte dagelijkse activiteiten tot gerichte oefenmomenten - elke vorm van beweging draagt bij aan het succes. Het gaat niet om topprestaties, maar om de optimale afstemming van intensiteit en regelmaat. In dit hoofdstuk leert u hoe u uw persoonlijke bewegingsprogramma kunt vormgeven en daarmee uw stofwisselingskuur effectief kunt ondersteunen.

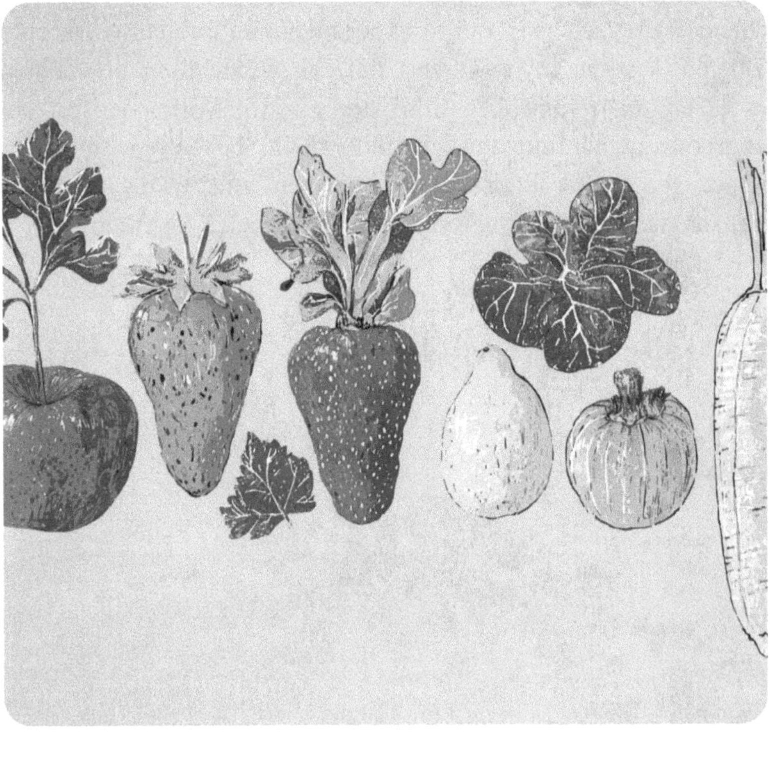

3. 1 Metabolisme-activerende oefeningen

Een actieve stofwisseling is centraal voor gewichtsregulatie en algemeen welzijn. Beweging speelt daarbij een cruciale rol. Dit hoofdstuk presenteert verschillende oefenvormen die de stofwisseling gericht activeren en zowel de vetverbranding als de algemene fitheid bevorderen. Daarbij worden de respectieve voordelen, de optimale uitvoering en mogelijke uitdagingen belicht. Uithoudings-, kracht- en flexibiliteitstraining vullen elkaar optimaal aan en vormen samen een effectief bewegingsprogramma. De juiste combinatie van deze trainingsvormen maakt het mogelijk om de stofwisseling te stimuleren, spieren op te bouwen en de flexibiliteit te verbeteren. Ontdek nu hoe u met het juiste trainingsprogramma uw stofwisseling op natuurlijke wijze kunt activeren en uw fitnessdoelen kunt bereiken.

De combinatie van uithoudings- en krachttraining met flexibiliteitsoefeningen maximaliseert de stofwisselingsactivatie, bevordert de vetverbranding en verbetert de algehele fitheid en gezondheid.

Duurtraining

Duurtraining bevordert de vetverbranding en verhoogt de algehele fitheid. Het draagt bij aan de verbetering van de cardiovasculaire gezondheid en verhoogt de uithoudingscapaciteit. Door regelmatig te trainen wordt de stofwisseling gestimuleerd, zelfs in rust. Dit effect heeft een positieve invloed op de gewichtsregulatie, omdat het lichaam meer energie verbruikt. De intensiteit van het duurtraining beïnvloedt welke energiebronnen het lichaam primair gebruikt. Bij lage intensiteit verbrandt het lichaam voornamelijk vet, terwijl bij hogere intensiteit koolhydraten meer in beeld komen. Een hartslagmeter kan helpen om het optimale bereik voor vetverbranding te vinden. Om de stofwisseling effectief te activeren, moeten duurtrainingen over een langere periode worden uitgevoerd. Korte, intense inspanningen zijn ook effectief voor de fitheid, maar voor een optimale vetverbranding en stofwisselingactivatie zijn langere sessies van minimaal 30 tot 45 minuten aan te raden. De duur kan worden aangepast aan het individuele fitnessniveau. Beginners moeten beginnen met kortere sessies en de duur geleidelijk verhogen. Gevorderden kunnen de duur en intensiteit van de sessies verhogen. Naast de duur speelt ook het type duurtraining een rol. Geschikte activiteiten zijn bijvoorbeeld joggen, zwemmen, fietsen of snel wandelen. Het is belangrijk om een activiteit te kiezen die plezierig is en goed in het dagelijks leven kan worden geïntegreerd. Zo kan de motivatie op lange termijn worden behouden. Variërende trainingseenheden voorkomen bovendien een plateau en bevorderen de trainingsvoortgang. Wie regelmatig jogt, kan bijvoorbeeld een sessie door zwemmen vervangen of een fietstocht maken. De integratie van duurtraining in het dagelijks leven vereist planning en discipline. Activiteiten zoals traplopen in plaats van de lift nemen of te voet naar de supermarkt gaan, bieden extra mogelijkheden om de stofwisseling te stimuleren en meer calorieën te verbranden. Deze kleine veranderingen in het dagelijks leven tellen op en dragen op lange termijn bij aan de verbetering van de fitheid en gewichtsregulatie.

Wie zijn woon-werkverkeer met de fiets aflegt, bespaart niet alleen tijd in de sportschool, maar doet tegelijkertijd iets voor zijn gezondheid en het milieu. Naast vetverbranding en stofwisselingactivatie bieden duurtrainingen een reeks andere gezondheidsvoordelen. Ze versterken het hart- en vaatstelsel, verbeteren de longfunctie en verminderen het risico op chronische ziekten zoals diabetes type 2, hoge bloeddruk en bepaalde vormen van kanker. Regelmatige duurtraining heeft een positieve invloed op het immuunsysteem, verbetert de slaapkwaliteit en bevordert de stressbeheersing. Duursport draagt ook bij aan een verbeterde stemming en kan depressieve gevoelens verlichten. Voor een optimale werking moeten duurtrainingen regelmatig in het weekplan worden geïntegreerd. Ideaal zijn drie tot vijf sessies per week. De verdeling van de sessies over de week kan individueel worden aangepast. Het is belangrijk om naar je lichaam te luisteren en rustdagen in te plannen om overtraining te voorkomen. Tekenen van overtraining kunnen vermoeidheid, slaapproblemen, prestatieverlies of een verhoogde vatbaarheid voor infecties zijn. In dergelijke gevallen is het raadzaam om de trainingsbelasting te verminderen of een pauze in te lassen. Naast de frequentie en duur van de duurtrainingen is ook de juiste intensiteit belangrijk. Als vuistregel geldt: je moet tijdens de training nog kunnen praten. De ademhaling mag iets sneller zijn, maar niet zo sterk dat je buiten adem raakt. Aan het begin en het einde van elke sessie moet een warming-up en een cool-down worden ingebouwd om het lichaam voor te bereiden op de belasting en het daarna weer te kalmeren. Een korte stretch na de training verbetert de flexibiliteit en voorkomt spierpijn. De combinatie van duurtraining met krachttraining is bijzonder effectief om de stofwisseling te stimuleren en de lichaamssamenstelling te verbeteren. Krachttraining bouwt spiermassa op, wat de basale stofwisseling verhoogt, waardoor er ook in rust meer calorieën worden verbrand. Twee tot drie krachttrainingseenheden per week, die alle belangrijke spiergroepen aanspreken, zijn aan te raden. Oefeningen met het eigen lichaamsgewicht, zoals push-ups, squats of

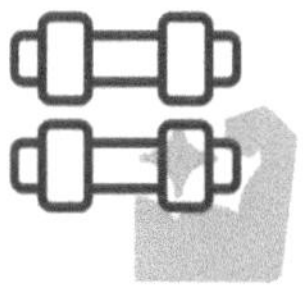

lunges, zijn een effectieve manier om kracht op te bouwen zonder apparatuur te gebruiken. Wie op kantoor werkt, kan korte pauzes gebruiken om een paar rek- en strekoefeningen te doen of de trap in plaats van de lift te nemen. Voeding speelt een belangrijke rol in het succes van de stofwisselingskuur. Een uitgebalanceerd dieet met veel fruit, groenten, volkorenproducten, mager eiwit en gezonde vetten levert het lichaam de noodzakelijke voedingsstoffen en ondersteunt de stofwisseling. Voldoende vocht is ook belangrijk om de stofwisselingsprocessen optimaal te ondersteunen. Water, ongezoete thee of sapmixen zijn de beste dorstlessers. Suikerrijke dranken moeten worden vermeden, omdat ze de stofwisseling negatief kunnen beïnvloeden. Wie 's avonds na het werk nog honger heeft, kan een kleine, eiwitrijke snack nemen, zoals een natuur yoghurt met noten en bessen, om hunkeringen te voorkomen. Een gezonde levensstijl met regelmatige beweging en een uitgebalanceerd dieet is de sleutel tot een actieve stofwisseling en langdurig welzijn. Duurtrainingen vormen een belangrijke basis voor het verhogen van de fitheid, het bevorderen van de vetverbranding en het verbeteren van de gezondheid. Door duurtrainingen in het dagelijks leven te integreren, in combinatie met een bewuste voeding, kunnen duurzame resultaten worden behaald.

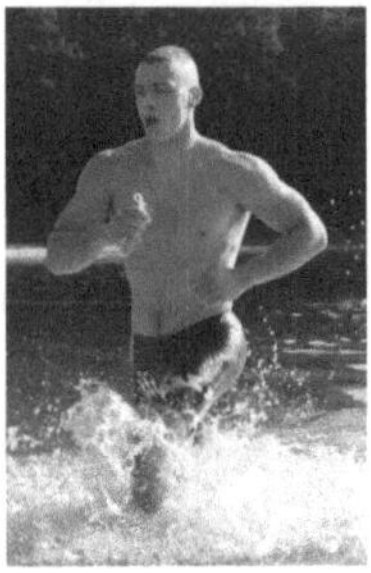

Flexibiliteit [i28]

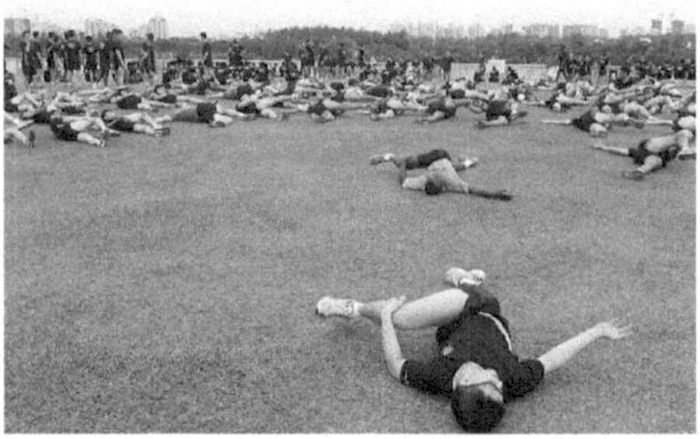

Cooling-down [i29]

Goed om te weten

Basale stofwisseling

De hoeveelheid energie die het lichaam in rust nodig heeft. Krachttraining verhoogt de basale stofwisseling door de opbouw van spiermassa, wat het succes van een stofwisselingskuur ondersteunt, omdat er meer calorieën worden verbrand.

Cardiovasculair

Verwijst naar het hart en de bloedvaten. Verbeterde cardiovasculaire gezondheid door duursport vermindert het risico op hartziekten en beroertes in het kader van een stofwisselingskuur.

Cool-Down

De afkoelfase na de training, die het lichaam langzaam weer in de rusttoestand brengt. Een cool-down helpt spierpijn te voorkomen en bevordert het herstel na de sport in het kader van de stofwisselingskuur.

Flexibiliteit

De beweeglijkheid van de gewrichten en spieren. Regelmatig rekken verbetert de flexibiliteit en voorkomt blessures, wat vooral belangrijk is bij een stofwisselingskuur met verhoogde lichamelijke activiteit.

Hoge bloeddruk

Chronisch verhoogde bloeddruk, die het risico op hart- en vaatziekten verhoogt. Duurtraining kan helpen de bloeddruk te verlagen en zo de positieve effecten van de stofwisselingskuur te ondersteunen.

Hartslag en vetverbranding tijdens inspanning

Correlatie tussen hartslag en vetverbranding bij verschillende inspanningsintensiteiten.

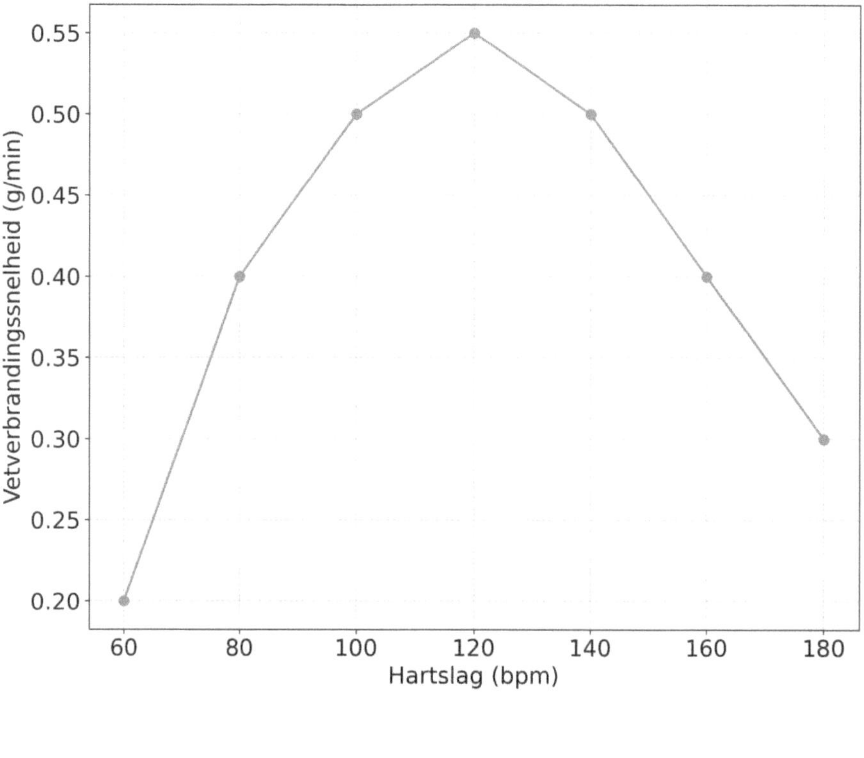

De grafiek laat zien dat de vetverbranding maximaal is bij gematigde inspanningsintensiteiten. Hoewel hogere intensiteiten over het algemeen meer calorieën verbranden, neemt het aandeel verbrande vetten af naarmate het lichaam meer op koolhydraten vertrouwt voor energie. Dit benadrukt het belang van het opnemen van trainingen met gematigde intensiteit voor optimaal vetverlies.

Krachttraining

Krachttraining belast de spieren door gerichte weerstand en stimuleert daardoor hun groei en versterking. Dit proces, de zogenaamde spierhypertrofie, verhoogt het calorieverbruik niet alleen tijdens de training, maar ook in rustperiodes. Meer spiermassa betekent een hogere basaalmetabolisme – het lichaam verbrandt dus ook in rust meer energie. [s38] Naast de positieve effecten op de stofwisseling en de lichaamssamenstelling verbetert krachttraining ook de botdichtheid, wat vooral relevant is voor vrouwen, aangezien zij op latere leeftijd vaker last hebben van osteoporose. [s39] Bovendien versterkt regelmatig trainen met gewichten of het eigen lichaamsgewicht de gewrichten en ligamenten, waardoor blessures in het dagelijks leven worden voorkomen.

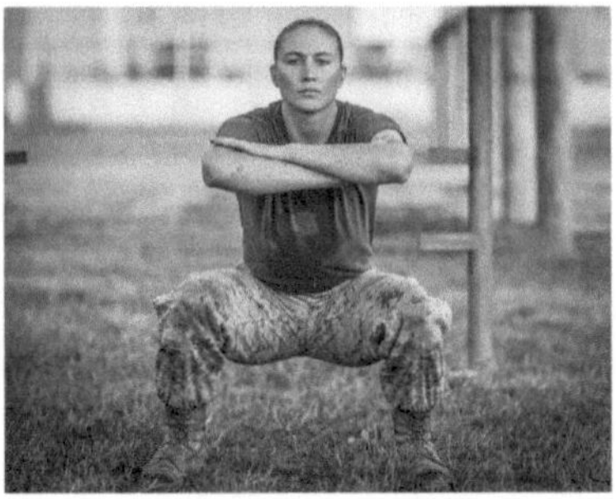

Squat [i30]

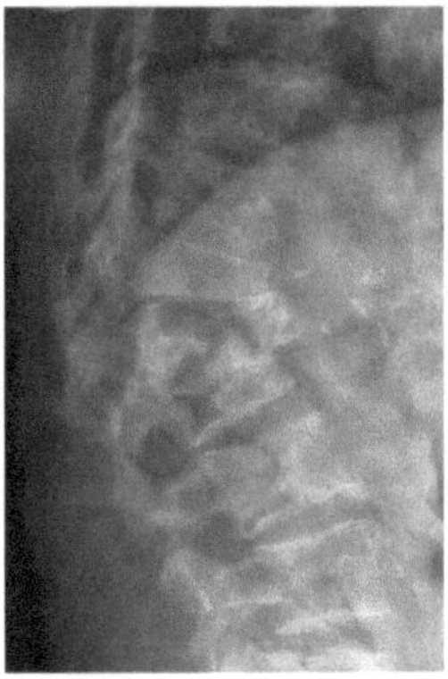

Osteoporose [i31]

De integratie van krachttraining in een bewegingsprogramma moet goed worden gepland. Twee tot drie sessies per week, die alle grote spiergroepen – benen, rug, borst, schouders, armen en buik – omvatten, zijn voldoende. Beginners moeten beginnen met lagere gewichten of het eigen lichaamsgewicht en de belasting geleidelijk verhogen. Belangrijk is de correcte uitvoering van de oefeningen om blessures te voorkomen. Wie onzeker is, kan zich laten begeleiden door een trainer in de sportschool. Bij bijvoorbeeld squats moet erop worden gelet dat de rug recht blijft en de knieën niet voorbij de tenen komen. Voor spieropbouw is niet alleen de training zelf, maar ook de regeneratie cruciaal. De spieren hebben na de belasting tijd nodig om te herstellen en te groeien. Voldoende slaap en een eiwitrijk dieet ondersteunen dit proces. Ook het innemen van medicijnen kan de effectiviteit van krachttraining beïnvloeden. Intensieve lichamelijke activiteit kan bijvoorbeeld de maagmotiliteit verminderen en de opname van bepaalde medicijnen vertragen. [s40] Wie regelmatig medicijnen gebruikt, moet daarom met zijn of haar arts overleggen om mogelijke interacties met de training te bespreken. Ook hormonale reacties op krachttraining zijn waarneembaar, zoals een stijging van testosteron en oestradiol. [s38] Deze reacties kunnen variëren afhankelijk van geslacht, trainingsintensiteit en andere individuele factoren. Bij vrouwen kunnen zowel de vrije als de totale testosteronwaarden na een krachttraining verhoogd zijn. [s38] De langetermijneffecten op de hormoonhuishouding zijn echter nog niet uitgebreid onderzocht. Krachttraining kan dus diverse effecten op het lichaam hebben die verder gaan dan alleen spieropbouw.

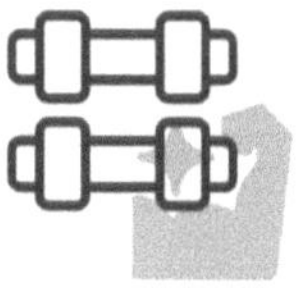

Goed om te weten

Maagmotiliteit

De maagmotiliteit beschrijft de beweging van de maag die voedsel door het spijsverteringskanaal transporteert. Intensieve training kan deze beweging vertragen en de opname van voedingsstoffen, die belangrijk zijn voor het succes van een stofwisselingskuur, beïnvloeden.

Osteoporose

Osteoporose is een aandoening die de botten verzwakt en ze kwetsbaarder maakt voor breuken. Krachttraining kan helpen de botdichtheid te verbeteren en het risico op osteoporose te verlagen, wat vooral belangrijk is voor het behoud van de lichamelijke gezondheid tijdens een stofwisselingskuur.

Spierhypertrofie

Spierhypertrofie is de groei van spierweefsel door toename van het volume van de individuele spiervezels. Het wordt gestimuleerd door regelmatig krachttraining en draagt bij aan een verhoogd calorieverbruik, wat het vetverlies tijdens een stofwisselingskuur kan ondersteunen.

Testosteron

Testosteron is een hormoon dat zowel bij mannen als vrouwen voorkomt en een belangrijke rol speelt bij spieropbouw en vetverbranding. Krachttraining kan het testosteronniveau verhogen, wat het succes van een stofwisselingskuur zonder HCG positief kan beïnvloeden.

Metabolische activering van krachttrainingsoefeningen

Vergelijking van calorieverbruik tijdens verschillende oefeningen

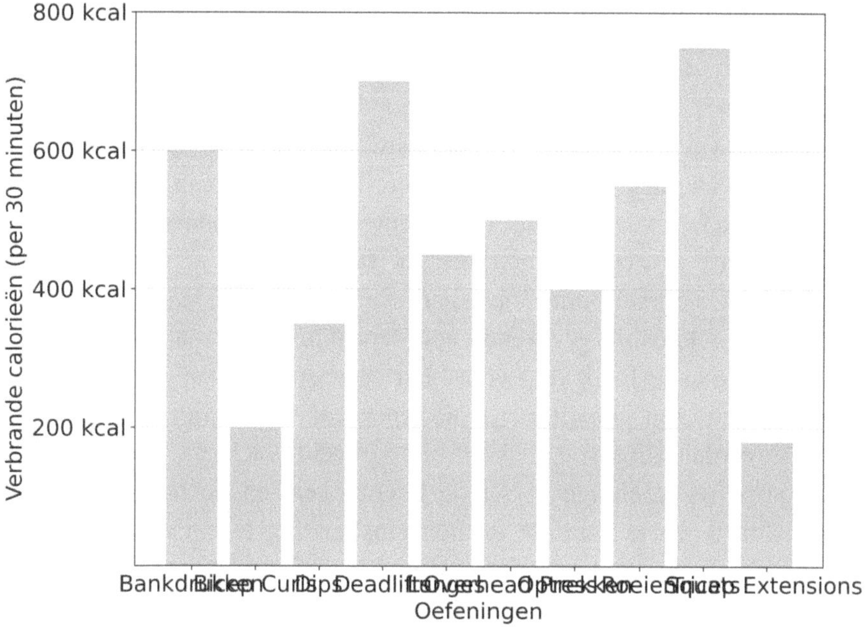

Bankdrukken: Bankdrukken

Bicep Curls: Bicep Curls

Deadlifts: Deadlifts

Dips: Dips

Lunges: Lunges

Optrekken: Optrekken

Overhead Press: Overhead Press

Roeien: Roeien

Squats: Squats

Tricep Extensions: Tricep Extensions

Samengestelde oefeningen met hoge intensiteit zoals squats, deadlifts en bankdrukken leiden tot de grootste metabolische respons, waarbij zowel tijdens als na de training meer calorieën worden verbrand. Isolatieoefeningen zoals bicep curls en tricep extensions, hoewel gunstig voor spiergroei, hebben een relatief lagere impact op metabolische activering. Dit suggereert dat samengestelde oefeningen prioriteit moeten krijgen om het calorieverbruik en de metabolische boost tijdens een niet-HCG-metabolisch programma te maximaliseren.

Mobiliteitsoefeningen

Mobiliteitsoefeningen behouden en verbeteren de gewrichtsfunctie en bevorderen de flexibilitaet van de spieren. Een onbeperkt bewegingsbereik vergemakkelijkt dagelijkse activiteiten en voorkomt blessures door spieren, pezen en banden soepel te houden. Mobiliteitstraining kan in het dagelijks leven worden geïntegreerd, bijvoorbeeld door regelmatig te rekken na het opstaan of voor het slapengaan. Dynamische rekoefeningen, waarbij de gewrichten door beweging worden gemobiliseerd – zoals armcirkels of beenzwaaien – zijn bijzonder geschikt als voorbereiding op sportieve activiteiten. Statisch rekken, waarbij een rekpositie gedurende een bepaalde tijd wordt vastgehouden, is daarentegen effectiever voor het verbeteren van de algemene mobiliteit en zou idealiter na de sport of op trainingsvrije dagen moeten worden uitgevoerd. Wie bijvoorbeeld veel zit, profiteert van regelmatige rekoefeningen voor de heupbuigers en de borstspieren om spanningen tegen te gaan en de lichaamshouding te verbeteren. Ook al ligt de focus van een stofwisselingskuur op de activering van de stofwisseling door uithoudings- en krachttraining, mag mobiliteitstraining niet worden verwaarloosd, omdat het de prestaties verbetert en blessures voorkomt. Tijdens de zwangerschap kunnen mobiliteitsoefeningen de functie van de placenta positief beïnvloeden en zo bijdragen aan de gezondheid van het kind [s41]. Zwangere vrouwen moeten echter overleggen met hun arts om een geschikt trainingsprogramma op te stellen. Door verschillende trainingsvormen – uithouding, kracht en mobiliteit – te combineren, wordt een holistisch bewegingsprogramma gecreëerd dat zowel de fysieke fitheid als het algemene welzijn bevordert. Regelmatige training, in combinatie met een uitgebalanceerd dieet, ondersteunt de gewichtsregulatie en draagt op lange termijn bij aan een gezonde levensstijl.

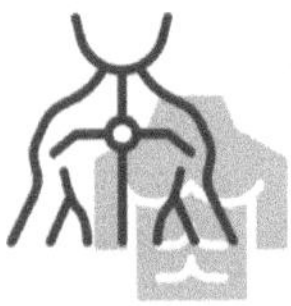

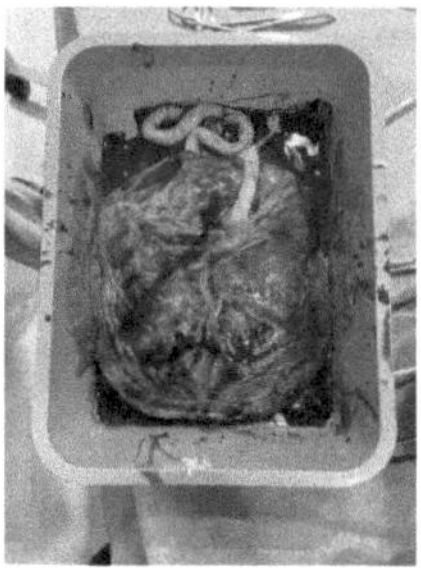

Placenta [i32]

Goed om te weten

Dynamische rekoefeningen

Dynamische rekoefeningen voor de training bereiden de spieren optimaal voor op de belasting en bevorderen de doorbloeding, wat de effectiviteit van de training met betrekking tot de stofwisselingsactivatie verhoogt.

Mobiliteitstraining

Mobiliteitstraining kan helpen om musculaire disbalansen te compenseren die de stofwisseling negatief kunnen beïnvloeden. Een evenwichtige spierspanning ondersteunt een optimale lichaamshouding en -functie.

Statisch rekken

Regelmatig statisch rekken na de training kan de spierontspanning bevorderen en zo het herstel versnellen, wat weer positieve effecten op de stofwisseling heeft.

Bewegingsintensiteit en metabolisme-activering

Vergelijking van het metabolisme-effect van verschillende oefeningen.

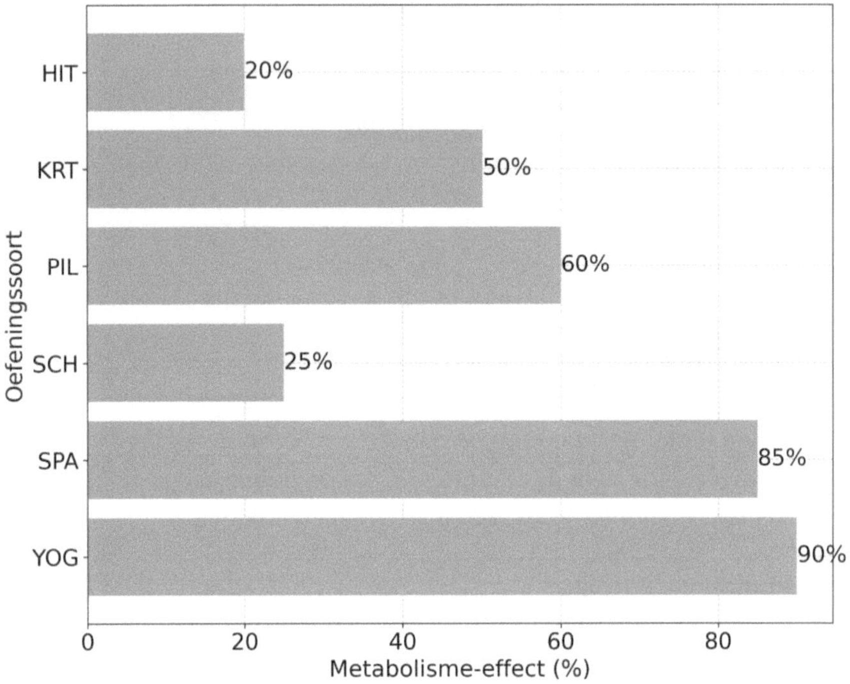

HIT: HIIT

KRT: Krachttraining

PIL: Pilates

SCH: Zwemmen

SPA: Wandelen

YOG: Yoga

Het horizontale staafdiagram illustreert de relatieve invloed van verschillende bewegingsvormen op het metabolisme. Yoga en Pilates laten de minste invloed zien, terwijl HIIT en krachttraining het metabolisme het meest activeren. Matige activiteiten zoals wandelen en zwemmen liggen in het middenbereik en bieden een evenwichtige aanpak.

Concrete adviezen

- Verander uw woon-werkverkeer in een mini-workout en leg deeltrajecten te voet of met de fiets af.
- Gebruik de lunchpauze voor een wandeling in het park of een paar traplopen in het kantoorgebouw.
- Stap een halte eerder uit de bus of trein en loop de rest van de weg snel te voet.
- Dans op uw favoriete muziek terwijl u huishoudelijke taken doet om beweging in uw dagelijks leven te integreren.
- Organiseer regelmatig wandelingen of hikes met vrienden of familie.
- Doe boodschappen in de buurt te voet of met de fiets in plaats van de auto te gebruiken.
- Neem tuinieren of andere fysieke activiteiten in de buitenlucht op in uw weekplanning.
- Volg een dansles of een sport die u leuk vindt en uw stofwisseling stimuleert.
- Gebruik trappenhuizen in plaats van liften en roltrappen, wanneer mogelijk.
- Parkeer uw auto bewust verder weg van uw bestemming om extra loopminuten te verzamelen.
- Sta op tijdens telefoongesprekken of bij het lezen en loop rond in de kamer.
- Neem regelmatig korte beweegpauzes op de werkplek, bijvoorbeeld rek- en strekoefeningen of jumping jacks.
- Maak afspraken met vrienden voor sportieve activiteiten in plaats van voor een kopje koffie.

3. 2 Trainingsintensiteit

De juiste trainingsintensiteit is cruciaal voor het succes van uw stofwisselingskuur zonder HCG. Het beïnvloedt zowel de vetverbranding als uw algemene gezondheid. Een te hoge belasting leidt tot overtraining en een verhoogd risico op blessures, terwijl een te lage intensiteit het trainingseffect minimaliseert. De uitdaging is om de optimale balans te vinden tussen inspanning en herstel. Factoren zoals uw huidige fitheid, eventuele voorgeschiedenis van aandoeningen en uw persoonlijke doelen spelen een belangrijke rol bij het opstellen van uw trainingsplan. Het naleven van dit plan is essentieel voor het succes. Ontdek hoe u uw trainingsintensiteit optimaal kunt beheersen en uw doelen effectief kunt bereiken.

De optimale trainingsintensiteit ligt in de individuele sweet spot tussen uitdagende belasting en veilige verdraagbaarheid.

Belastingscontrole

Belastingscontrole in het kader van een trainingsintensiteit-stofwisselingskuur zonder HCG vereist zorgvuldige planning en aanpassing aan de individuele behoeften. Een goed gestructureerd programma, bijvoorbeeld met hoogintensief weerstandstraining (HIT-RT), kan al met twee wekelijkse sessies van 35-50 minuten positieve effecten op kardiometabolische risicofactoren opleveren [s42]. Daarbij is de intensiteit van de training cruciaal: hoge intensiteit heeft een gunstiger effect op kardiometabolische parameters dan lagere intensiteit [s42]. De monitoring en begeleiding tijdens de training zijn belangrijk om de veiligheid en effectiviteit te waarborgen [s42]. Een trainingsplan moet rekening houden met de huidige fitheid, eventuele voorgeschiedenis en de persoonlijke doelen. De adherentie, oftewel de naleving van het trainingsplan, is essentieel voor het succes. Studies tonen aan dat de adherentie gedurende een interventie kan afnemen en factoren zoals tijdgebrek of angst voor blessures de deelname aan training kunnen beïnvloeden [s43]. Om dit tegen te gaan, is het nuttig om realistische doelen te stellen, de training in het dagelijks leven te integreren en indien nodig professionele ondersteuning in te schakelen. Ook de keuze van de trainingsmethode kan de adherentie beïnvloeden. Zo tonen bijvoorbeeld hoogintensief intervaltraining (HIIT) en circuit aerobics en weerstandstraining (CAET) verschillende adherentiemodellen [s43]. De combinatie van HIT-RT met een gematigde eiwitinname kan, vooral voor oudere mensen, voordelig zijn om aan de verhoogde eiwitbehoefte te voldoen [s42]. De juiste belastingscontrole is dus een dynamisch proces dat voortdurende aanpassing en zelfreflectie vereist om op lange termijn trainingssuccessen te waarborgen en de motivatie te behouden.

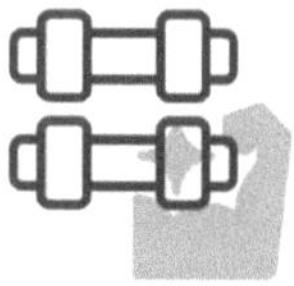

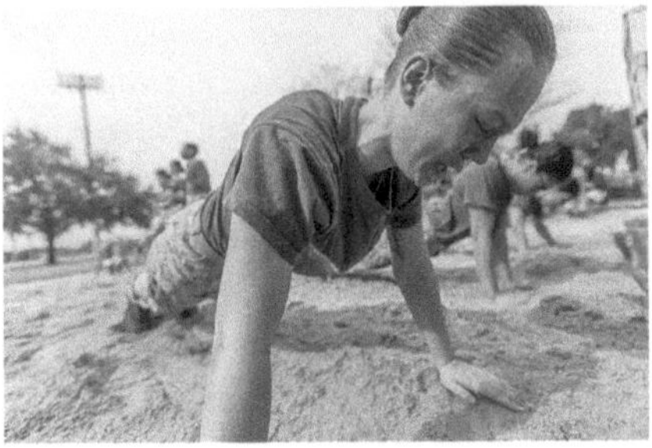

High-intensity interval training (HIIT) [i33]

Goed om te weten

Circuit Aerobic en Weerstandstraining (CAET)

Combineert uithoudings- en krachttraining in een circuit. Deze methode kan zowel de uithoudingsvermogen als de spierkracht verbeteren en is daarom een goede optie voor een stofwisselingskuur.

Hoogintensief Weerstandstraining (HIT-RT)

Een trainingsmethode waarbij korte, intense krachttrainingssessies worden gecombineerd met korte herstelperiodes. Deze methode is effectief om de spierkracht te verhogen en de stofwisseling te stimuleren, wat vooral tijdens een stofwisselingskuur zonder HCG voordelig kan zijn.

Belastingsmanagement in Metabole Diëten (Geen HCG)

Trainingsintensiteit, duur en herstel gevisualiseerd voor belastingsmanagement in metabole diëten.

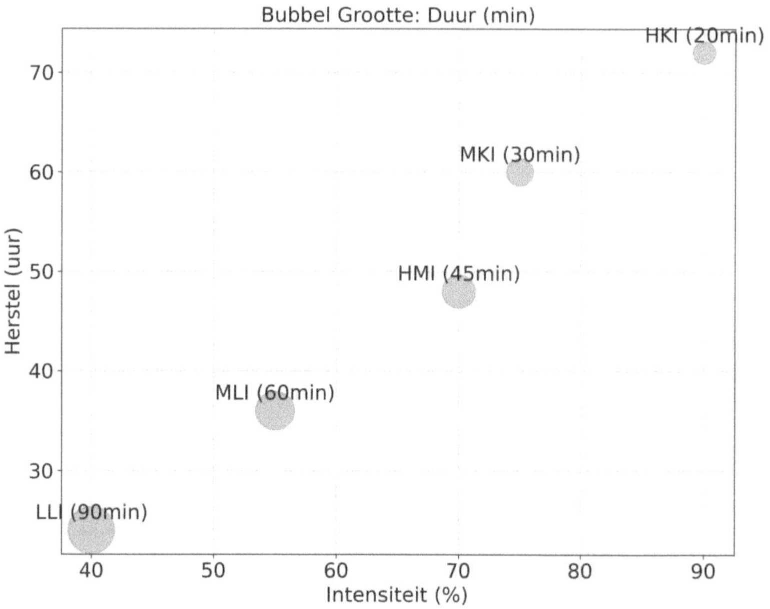

Blasengröße: Duur (min)

HKI: Hoge Intensiteit Kort

LLI: Lage Intensiteit Lang

MLI: Medium Intensiteit Lang

HMI: Hoge Intensiteit Medium

MKI: Medium Intensiteit Kort

De grafiek benadrukt de wisselwerking tussen trainingsintensiteit, duur en herstel. Langere duur bij lagere intensiteiten vereist over het algemeen minder hersteltijd, terwijl korte, intensieve trainingen langere herstelperioden vereisen. Het in balans brengen van deze factoren is cruciaal voor het optimaliseren van trainingsadaptaties en het voorkomen van overtraining in de context van een metabool dieet.

Herstelfasen

Herstelfasen zijn essentieel voor het trainingssucces en het voorkomen van overtraining. Actieve regeneratie, zoals deze in sommige trainingsprotocollen elke vier weken is ingepland [s44], bevordert het herstel door de doorbloeding van de spieren te verbeteren en de afvoer van stofwisselingsproducten te versnellen. Lichte activiteiten zoals wandelen, yoga of zwemmen zijn hiervoor bijzonder geschikt. Een wandeling van 30 minuten op trainingsvrije dagen kan het herstel ondersteunen en tegelijkertijd de algehele fitheid verbeteren. De integratie van explosieve bewegingen in de concentrische fase van de training, zoals in sommige studies is toegepast [s44], kan de trainingsintensiteit verhogen en nieuwe prikkels geven. Dit moet echter alleen gebeuren bij gevorderde sporters en onder professionele begeleiding om het risico op blessures te minimaliseren. Naast actieve regeneratie speelt ook passieve regeneratie een belangrijke rol. Voldoende slaap van zeven tot negen uur per nacht en een uitgebalanceerde voeding ondersteunen het lichamelijke herstel. Het verminderen van intensieve lichamelijke activiteit 48 uur voor prestatiebeoordelingen, zoals in sommige studies vereist [s44], is bedoeld om de spieren volledig te laten herstellen en zo optimale testresultaten mogelijk te maken. Dit benadrukt dat herstelfasen individueel moeten worden aangepast en een vast onderdeel van elk trainingsplan moeten zijn om langdurige vooruitgang te boeken en overbelasting te voorkomen.

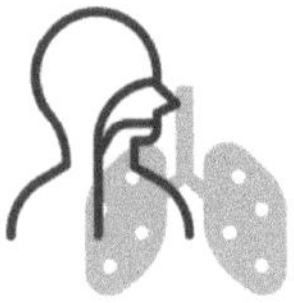

Herstel Stofwisselingssnelheid

Herstel van de stofwisselingssnelheid na een zeer caloriearm dieet (VLCD).

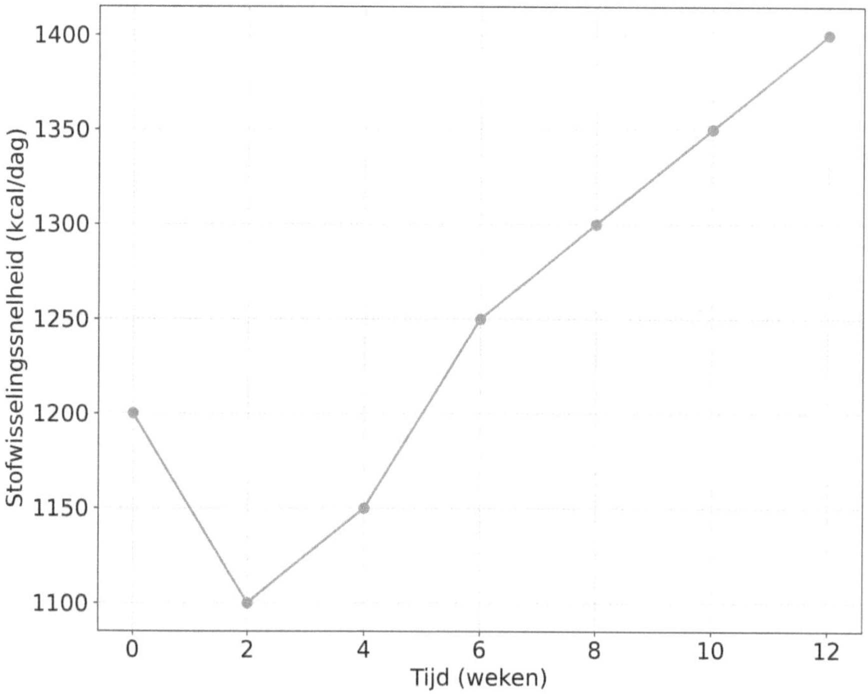

Deze grafiek illustreert het typische herstel van de stofwisselingssnelheid na een VLCD zonder HCG. De initiële dip vertegenwoordigt de vertraging van de stofwisseling die vaak wordt ervaren tijdens caloriebeperking. De daaropvolgende geleidelijke toename laat zien dat de stofwisselingssnelheid van het lichaam terugkeert naar de basislijn, hoewel volledig herstel tijd kan kosten en individueel varieert op basis van factoren zoals het volgen van het dieet, lichaamsbeweging en de individuele stofwisseling.

Prestatieverbetering

Prestatieverbetering binnen een trainingsintensiteit-stofwisselingskuur zonder HCG is gebaseerd op de juiste balans tussen belasting en herstel. Naast de eerder genoemde aspecten van regeneratie en belastingbeheer, speelt de individuele aanpassing van het trainingsschema een cruciale rol voor de vooruitgang. Terwijl hoogintensieve intervaltraining (HIIT) bij jongeren de cardiovasculaire fitheid effectief kan verbeteren [s45], profiteren pediatrische kankerpatiënten van regelmatige krachttraining om hun motorische prestaties en spierkracht te behouden en te verbeteren [s46]. Deze voorbeelden benadrukken hoe belangrijk een trainingsontwerp is dat is afgestemd op de individuele gezondheidstoestand en fysieke prestaties. De intensiteit moet zo worden gekozen dat deze uitdagend, maar tegelijkertijd ook veilig en verdraaglijk is. Een te hoge intensiteit kan leiden tot overbelasting en blessures, terwijl een te lage intensiteit het trainingseffect minimaliseert. Zoals bij kankerpatiënten is aangetoond, kan een geïndividualiseerde aanpassing van de belasting de prestaties positief beïnvloeden zonder ernstige bijwerkingen te veroorzaken [s46]. Ook de keuze van de trainingsmethode kan worden aangepast aan de individuele behoeften. Zowel continue als intervaltraining kunnen vergelijkbare verbeteringen in trainingscapaciteit en gezondheidsgerelateerde levenskwaliteit opleveren [s47]. Zo kan de voorkeurmethode worden gekozen om de motivatie en de langdurige naleving van het trainingsschema te bevorderen. Een trainingsdagboek, waarin trainingsintensiteit, duur en subjectieve ervaring worden gedocumenteerd, kan helpen om de optimale belasting te vinden en het trainingsschema continu aan te passen aan de individuele vooruitgang. Op deze manier kan de prestatieverbetering worden gemaximaliseerd en tegelijkertijd het risico op overtraining worden geminimaliseerd.

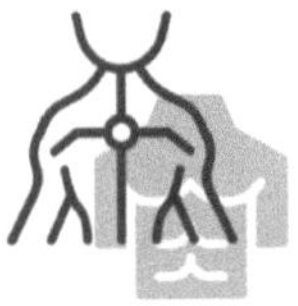

Continue Training

Verwijst naar een gelijkmatige trainingsbelasting over een langere periode, bijvoorbeeld joggen met constante snelheid. Deze trainingsvorm kan de stofwisseling voorzichtig activeren en de vetverbranding stimuleren, wat relevant is voor een stofwisselingskuur zonder HCG.

Intervaltraining

Trainingsmethode die wordt gekenmerkt door de afwisseling tussen hoogintensieve belasting- en herstelperiodes. Deze vorm van training kan de stofwisseling effectief stimuleren en de vetverbranding bevorderen, wat vooral voordelig is in een stofwisselingskuur zonder HCG.

Verdeling Trainingsintensiteit

Overzicht van de trainingsintensiteit voor verbetering van de stofwisseling.

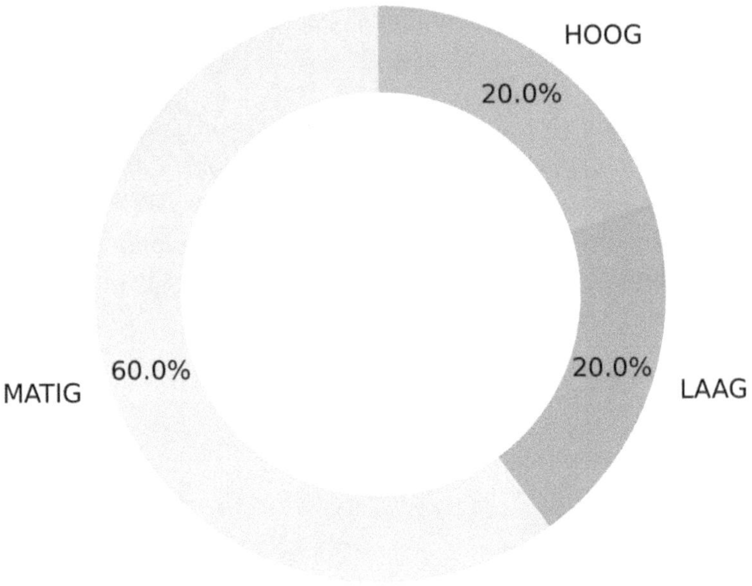

- HOOG: Hoge Intensiteit (bijv. HIIT, Sprints)
- LAAG: Lage Intensiteit (bijv. Wandelen, Yoga)
- MATIG: Matige Intensiteit (bijv. Stevig Wandelen, Fietsen)

De grafiek visualiseert de verdeling van de trainingsintensiteit, gericht op trainingen met lage, matige en hoge intensiteit. Een aanzienlijk deel gewijd aan matige intensiteit suggereert een evenwichtige aanpak om de stofwisseling te optimaliseren zonder onnodige stress, terwijl de opname van sessies met hoge en lage intensiteit bijdraagt aan de algehele verbetering van de conditie en het herstel.

Concrete adviezen

- Voel tijdens de training in uw lichaam en pas de intensiteit aan op basis van uw dagelijkse vorm.
- Verander de trainingsintensiteit binnen een sessie door tempowisselingen of variaties in de uitvoering van de oefeningen.
- Gebruik uw bewegingsprogramma als een experimenteerterrein: test voorzichtig uw grenzen en ontdek uw persoonlijke comfortintensiteit.
- Verhoog de intensiteit niet lineair, maar golfvormig: na een intensieve fase volgt een gematigde herstelperiode.
- Stel tussendoelen voor uw trainingsintensiteit en beloon uzelf voor behaalde verbeteringen.
- Visualiseer voor de training uw bewegingsprogramma en stem uzelf mentaal af op de gewenste intensiteit.
- Train samen met een partner en motiveer elkaar tot hogere prestaties, zonder elkaar te overbelasten.
- Gebruik muziek om uw trainingsintensiteit te sturen en u ritmisch te bewegen.
- Varieer de trainingsomgeving: train eens binnen, dan weer buiten, om nieuwe prikkels te creëren.
- Integreer speelse elementen in uw bewegingsprogramma om de motivatie en het plezier in beweging te bevorderen.
- Reflecteer na elke training op uw intensiteit en noteer uw subjectieve ervaring om op lange termijn uw vooruitgang te volgen.
- Let op de signalen van uw lichaam en verlaag de intensiteit bij pijn of ongemak.
- Vind uw persoonlijke bewegingsmelodie: soms is zachte beweging intenser dan krachttraining.

3. 3 Dagelijkse activiteiten

Beweging in het dagelijks leven integreren is essentieel voor een succesvolle stofwisseling en duurzame vetverbranding. Dit brengt echter veel mensen voor uitdagingen: Hoe vind je tijd voor beweging naast werk, gezin en andere verplichtingen? Hoe vestig je blijvend nieuwe gewoonten en overwin je de innerlijke tegenstand? Dit gedeelte laat u zien hoe u met kleine, maar effectieve veranderingen in het dagelijks leven grote successen kunt behalen. Ontdek eenvoudige strategieën waarmee u beweging moeiteloos in uw dagelijkse routine kunt integreren en uw stofwisselingskuur optimaal kunt ondersteunen.

Duurzame verhoging van beweging in het dagelijks leven wordt bereikt door geleidelijke aanpassing van bestaande gewoonten en de integratie van kleine, maar regelmatige activiteiten, gecombineerd met effectief stressmanagement.

Bewegingsroutines

Bewegingsroutines vaststellen zich niet van de ene op de andere dag. De ontwikkeling van stabiele gewoonten kost tijd en is individueel verschillend [s48]. In plaats van van vandaag op morgen het leven volledig om te gooien, is het verstandiger om geleidelijke veranderingen door te voeren en realistische verwachtingen te hebben [s48]. Gezonde routines zouden zoveel mogelijk geautomatiseerd moeten verlopen en weinig bewuste beslissingen vereisen [s48]. Ondersteuning bij de planning kan het opbouwen van dergelijke routines vergemakkelijken [s48]. Men zou bijvoorbeeld vaste tijden voor sportieve activiteiten in de agenda kunnen blokkeren, net zoals afspraken voor zakelijke vergaderingen. Op de lange termijn is het doel om beweging stevig in het dagelijks leven te integreren [s49]. Dit hoeft niet per se te betekenen dat je elke dag naar de sportschool gaat. Al kleine aanpassingen in de dagelijkse routine kunnen veel effect hebben. Wie in plaats van de lift de trap neemt of korte afstanden te voet of met de fiets aflegt, integreert beweging bijna ongemerkt in het dagelijks leven [s49]. Het is belangrijk om creatief te zijn en strategieën te ontwikkelen om de routine ook bij tegenslagen vol te houden [s49]. Als men bijvoorbeeld een geplande hardlooptraining vanwege slecht weer moet annuleren, kan men in plaats daarvan een korte thuistraining doen. Naast de integratie van beweging in het dagelijks leven is het raadzaam om gericht verschillende trainingsvormen in de bewegingsroutine op te nemen [s50]. Duurtraining, zoals joggen of zwemmen, versterkt het hart, de longen en de bloedsomloop en verhoogt de prestaties in het dagelijks leven [s50]. Krachttraining bevordert de spieropbouw, wat niet alleen de fysieke kracht, maar ook de onafhankelijkheid op latere leeftijd behoudt [s50]. Balanstraining – zoals yoga of tai-chi – voorkomt vallen, een belangrijk aspect, vooral voor oudere mensen [s50]. En tot slot verbetert regelmatig rekken de flexibilitaet en vergemakkelijkt het dagelijkse

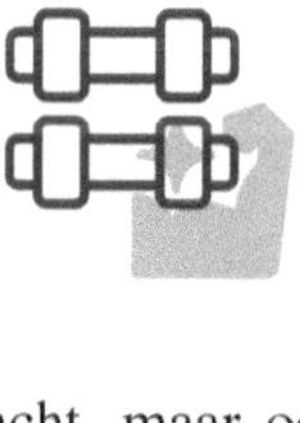

bewegingen [s50]. Een combinatie van deze vier oefentypen – uithoudingsvermogen, kracht, balans en flexibiliteit – zorgt voor een optimaal trainingseffect en draagt op lange termijn bij aan de gezondheid [s50]. Activiteiten samen met anderen plannen en gezamenlijke doelen stellen, kan de motivatie verhogen en de routine versterken [s49].

Dagelijkse activiteitenverdeling (geen HCG)

Overzicht van dagelijkse activiteiten die de stofwisseling beïnvloeden.

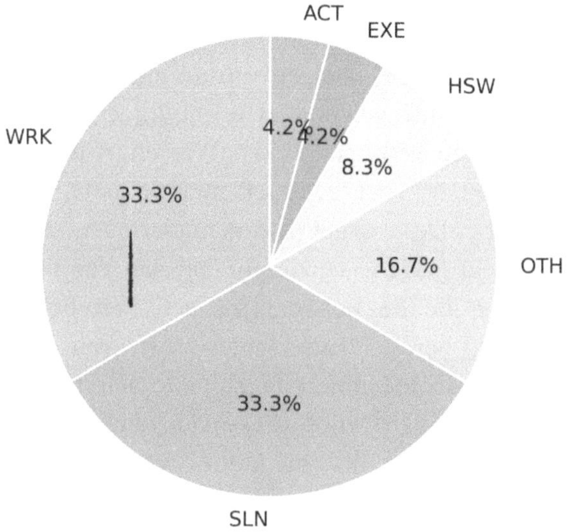

ACT: Actief woon-werkverkeer/boodschappen

EXE: Sporten

HSW: Huishoudelijk werk/klusjes

OTH: Andere activiteiten (eten, ontspannen)

SLN: Slapen

WRK: Werk (zittend)

Deze grafiek benadrukt het belang van het opnemen van verschillende activiteiten gedurende de dag om de stofwisseling te stimuleren. Een aanzienlijk deel van de dag wordt slapend doorgebracht, wat de noodzaak van kwaliteitsrust benadrukt. Hoewel toegewijde lichaamsbeweging cruciaal is, kan het integreren van meer beweging in routineactiviteiten zoals huishoudelijk werk en actief woon-werkverkeer aanzienlijk bijdragen aan de algehele metabolische gezondheid. Het minimaliseren van sedentaire tijd is de sleutel tot het maximaliseren van metabolische voordelen.

Activiteitsverhoging

Stijgende dagelijkse activiteit heeft een positieve invloed op de stofwisseling en ondersteunt de vetverbranding. Om deze activiteit blijvend te verhogen, zijn er verschillende benaderingen mogelijk. Een belangrijk aspect is de geleidelijke aanpassing van het gebruikelijke bewegingsniveau. In plaats van radicaal nieuwe, intensieve trainingseisen in te voeren, is het effectiever om bestaande gewoonten te modificeren en de beweging in het dagelijks leven te verhogen [s51]. Wie dagelijks met de auto naar het werk gaat, kan te voet gaan of met de fiets, althans op enkele dagen van de week. Deze dagelijkse veranderingen stapelen zich op en dragen, over de tijd gezien, aanzienlijk bij aan een actiever levensstijl. Een andere factor die de lichamelijke activiteit beïnvloedt, is stress [s51]. Chronische stress kan leiden tot een afname van de beweeglijkheid en een toename van zittende activiteiten. Om dit tegen te gaan, moeten strategieën voor stressmanagement worden ontwikkeld. Ontspanningstechnieken zoals meditatie, yoga of autogene training kunnen helpen om stress te verminderen en zo de motivatie voor beweging te bevorderen. De combinatie van stressmanagement en bewegingsverhoging is bijzonder effectief, aangezien lichamelijke activiteit zelf stress kan verminderen. Een wandeling in de natuur of een lichte jogsessie na een stressvolle werkdag kan bijvoorbeeld helpen om spanningen te verlichten en nieuwe energie op te doen. Naast het verhogen van de dagelijkse beweging en het beheren van stress, speelt de inrichting van de eigen omgeving een belangrijke rol. Een gemakkelijk toegankelijke en aantrekkelijke omgeving kan de motivatie voor beweging verhogen. Wie in de buurt van een park of sportschool woont, heeft het gemakkelijker om regelmatig actief te zijn. Ook de inrichting van de werkplek kan invloed hebben. Een in hoogte verstelbaar bureau maakt het mogelijk om af te wisselen tussen zitten en staan, waardoor de spieren worden geactiveerd en de doorbloeding wordt bevorderd. Trappen in plaats van de lift gebruiken of tijdens de lunchpauze een korte wandeling maken, zijn andere manieren om beweging in de werkdag te integreren. Om de motivatie op lange termijn vol te houden, is het nuttig om de voortgang te documenteren en realistische doelen te stellen. Een fitness-tracker of een app kan helpen om het dagelijkse aantal stappen, de afgelegde afstand of het calorieverbruik bij te houden. Het kijken naar de eigen successen motiveert en versterkt de vastberadenheid om het ingeslagen pad voort te zetten. Belangrijk is dat de doelen individueel worden aangepast en haalbaar zijn. Te hoge doelen kunnen snel leiden tot frustratie en demotivatie. Het is beter om klein te beginnen en de intensiteit en duur van de activiteiten geleidelijk te verhogen.

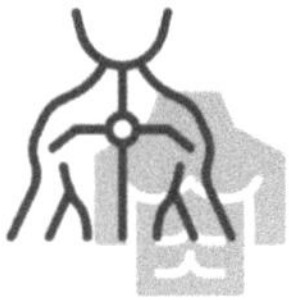

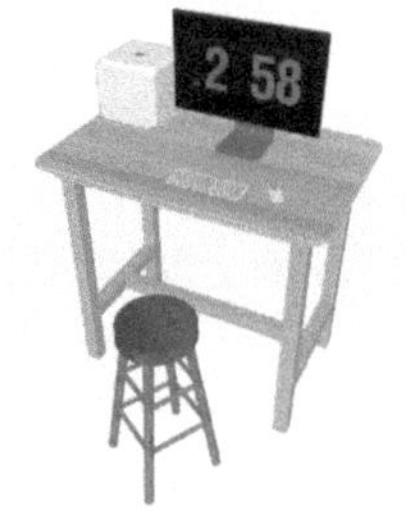

Verstelbaar bureau [i34]

Goed om te weten

Autogene Training

Ontspanningstechniek die in het kader van de stofwisselingskuur kan helpen om stress te verminderen en zo de bereidheid voor meer beweging in het dagelijks leven te verhogen.

Chronische Stress

Aanhoudende stresssituatie die de motivatie voor dagelijkse activiteiten en daarmee het succes van de stofwisselingskuur negatief kan beïnvloeden.

Fitness-Tracker

Elektronisch apparaat dat de lichamelijke activiteit meet en zo de motivatie voor het verhogen van de dagelijkse beweging in het kader van de stofwisselingskuur bevordert.

Modificeren

Bestaande dagelijkse activiteiten veranderen om de stofwisseling te stimuleren en de vetverbranding in het kader van de 30-dagen-stofwisselingskuur te ondersteunen. Voorbeelden hiervan zijn traplopen in plaats van de lift nemen of langere afstanden te voet afleggen.

Verhoogde dagelijkse activiteit

Illustreert de typische toename van activiteit tijdens een 30-daags metabolisch programma.

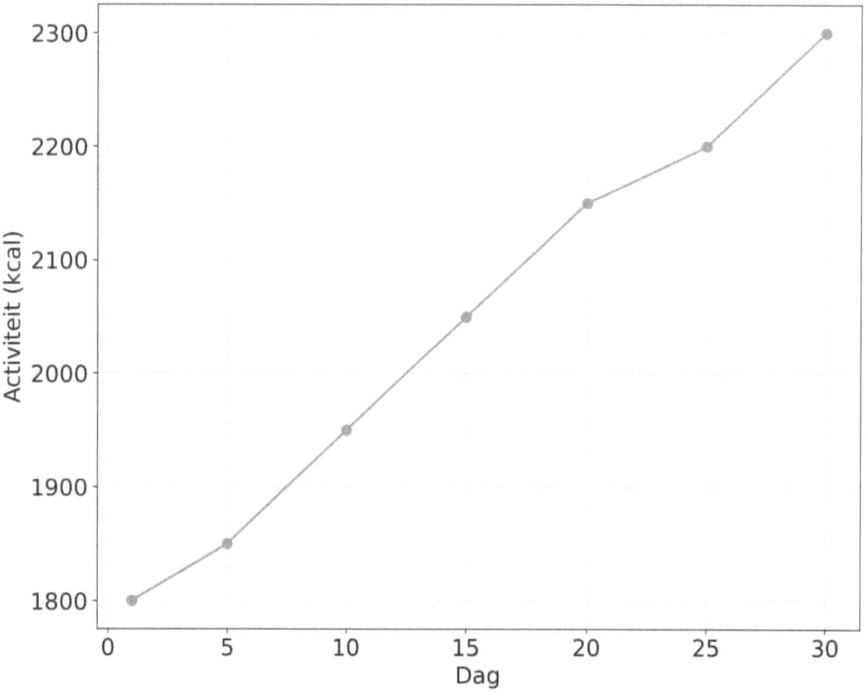

Deze grafiek toont een geleidelijke toename van de dagelijkse activiteit, wat wordt verwacht tijdens een metabolisch programma dat zich richt op natuurlijke vetverbranding. De opwaartse trend suggereert een positieve correlatie tussen de duur van het programma en verhoogde fysieke activiteit. Deze verhoogde activiteit draagt bij aan een hoger calorieverbruik, wat de gewichtsbeheersingsdoelen van het programma ondersteunt. De kleine variaties zijn normaal en weerspiegelen individuele dagelijkse fluctuaties.

Concrete adviezen

- Koppel uw bewegingsroutine aan dagelijkse rituelen, zoals tandenpoetsen of uw ochtendkoffie.
- Maak actief gebruik van wachttijden: rek u uit terwijl u op de bus wacht of wiebel met uw voeten tijdens het koken.
- Verander activiteiten die u normaal zittend doet, zoals telefoneren of lezen, naar staand of lopend.
- Maak van dagelijkse routes een bewegingsspel: balanceer op stoepbanden of spring over plassen.
- Stel een alarm in dat u elk uur herinnert aan korte beweegpauzes, bijvoorbeeld vijf squats of tien jumping jacks.
- Vervang uw bureaustoel door een gymbal om uw rompspieren te versterken en uw houding te verbeteren.
- Luister naar audioboeken of podcasts tijdens het wandelen om zowel uw geestelijke als lichamelijke fitheid te trainen.
- Organiseer een actieve bijeenkomst met vrienden: ga samen bowlen, wandelen of klimmen.
- Verander huishoudelijke taken in een workout: schoonmaken met energieke muziek en intensieve bewegingen.
- Integreer beweging in uw vrijetijdsbesteding: bezoek een klimpark of speel frisbee in het park.
- Verken uw omgeving te voet of per fiets en ontdek nieuwe paden en plekken.
- Maak elke avond een korte wandeling om de dag ontspannen af te sluiten en beter te slapen.
- Beloon uzelf voor behaalde bewegingsdoelen met een activiteit die u plezier brengt, zoals een bioscoopbezoek of een concert.

Terugblik - 3. Bewegingsprogramma

Een effectief bewegingsprogramma is een centraal onderdeel van een succesvolle stofwisselingskuur. Het gaat niet alleen om het verbranden van calorieën, maar ook om uw stofwisseling een boost te geven en uw algehele gezondheid te verbeteren. De sleutel ligt in een evenwichtige aanpak die rekening houdt met uw individuele behoeften en levensomstandigheden. Begin met een realistische inschatting van uw huidige fitheid en stel haalbare doelen. Overbelast uzelf niet met een te ambitieus programma dat u snel weer opgeeft. Integreer in plaats daarvan geleidelijk beweging in uw dagelijks leven. Gebruik de trap in plaats van de lift, loop korte afstanden of fiets en probeer uw zittijd te verminderen. Zelfs kleine veranderingen kunnen een groot verschil maken.

Om optimale resultaten te behalen, moet u verschillende trainingsvormen combineren. Duurtraining, zoals joggen, zwemmen of fietsen, verbetert uw cardiovasculaire gezondheid en bevordert de vetverbranding. Let hierbij op een gematigde intensiteit, waarbij u nog kunt praten. Vul uw duurtraining aan met krachttraining om uw spiermassa op te bouwen en uw basaal metabolisme te verhogen. Squats, push-ups en oefeningen met uw eigen lichaamsgewicht zijn effectieve manieren om kracht te trainen zonder naar de sportschool te hoeven gaan. Vergeet ook niet het belang van flexibiliteitsoefeningen zoals yoga of pilates. Deze verbeteren uw flexibiliteit, bevorderen herstel en helpen blessures te voorkomen.

Een van de grootste uitdagingen bij het implementeren van een bewegingsprogramma is de langdurige motivatie. Zoek activiteiten die u leuk vindt en integreer deze stevig in uw weekplanning. Maak vaste trainingstijden met vrienden of familie om elkaar te motiveren en gemotiveerd te blijven. Documenteer uw voortgang in een trainingsdagboek of gebruik een fitness-tracker om uw successen zichtbaar te maken. Wees flexibel en pas uw programma indien nodig aan uw levensomstandigheden aan. Als u bijvoorbeeld een geplande run vanwege slecht weer niet kunt uitvoeren, doe dan in plaats daarvan een korte training thuis of ga zwemmen. Het is belangrijk dat u volhoudt en zich niet laat ontmoedigen door tegenslagen.

Vergeet niet dat herstel net zo belangrijk is als de training zelf. Geef uw lichaam voldoende rust en slaap om te herstellen en nieuwe energie op te doen. Zorg voor een uitgebalanceerd dieet dat uw lichaam van alle belangrijke voedingsstoffen voorziet. Luister naar de signalen van uw lichaam en verlaag de trainingsintensiteit als u zich moe of uitgeput voelt. Met een goed gepland en op uw behoeften afgestemd bewegingsprogramma kunt u uw stofwisselingskuur optimaal ondersteunen, uw fitheid verbeteren en uw welzijn verhogen. Blijf volhouden – uw gezondheid zal u dankbaar zijn!

4. Metabolisme-reset

Voelt u zich soms als een auto met de handrem aangetrokken - ondanks een gezonde voeding en regelmatige beweging wil het lichaam gewoon geen vet verbranden? Het menselijke metabolisme is een complex systeem dat door verschillende factoren uit balans kan raken. Net als een uit de toon gevallen orkest heeft ook ons metabolisme soms een herstart nodig om weer harmonieus te functioneren. Een gerichte reset kan helpen om de natuurlijke regulatiemechanismen van het lichaam te activeren en blokkades op te heffen. In dit hoofdstuk leert u hoe u uw metabolisme op een natuurlijke en duurzame manier weer op gang kunt brengen.

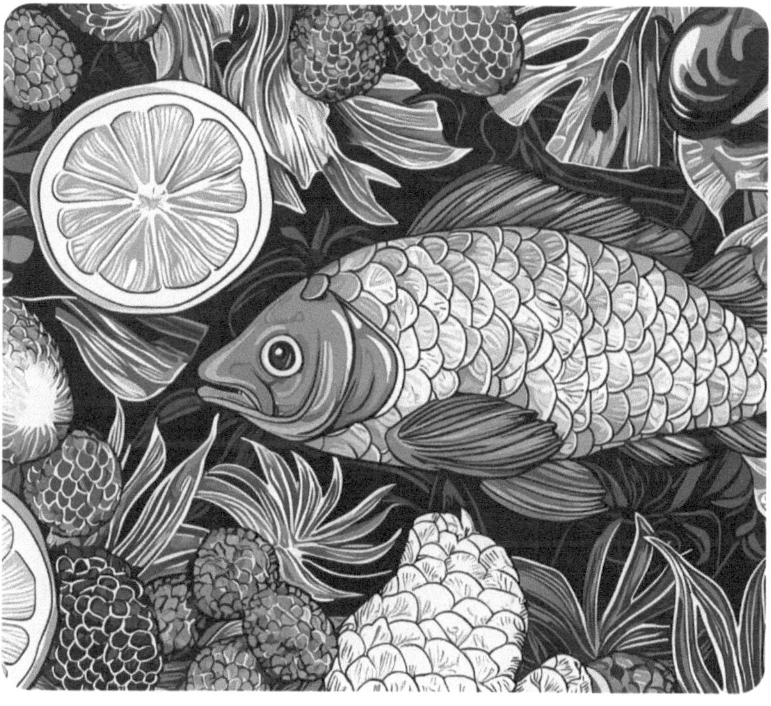

4. 1 Ontgiftingsprocessen

Ontgiftingsprocessen spelen een centrale rol voor een goed functionerende stofwisseling. De lever ontgift het lichaam door schadelijke stoffen om te zetten of uit te scheiden. Een gezonde darm beschermt tegen ontstekingen en ondersteunt de opname van voedingsstoffen. Tegelijkertijd is de voortdurende celvernieuwing essentieel voor gezondheid en welzijn. Deze processen kunnen echter worden verstoord door ongezonde voeding, stress en milieuverontreinigingen. De gevolgen variëren van spijsverteringsproblemen en een verzwakt immuunsysteem tot versnelde veroudering van cellen. Ontdek in dit hoofdstuk hoe u uw lichaamseigen ontgiftingsprocessen optimaal kunt ondersteunen en zo uw gezondheid duurzaam kunt versterken.

Een succesvolle stofwisselingskuur vereist een holistisch begrip van de samenhangen tussen leverontlasting, darmgezondheid en celregeneratie.

Leverontlasting

De lever vervult verschillende taken in de stofwisseling, waaronder de omzetting en opslag van voedingsstoffen [s52]. Ze verwerkt niet alleen voedingsstoffen, maar ontgift ook het lichaam door toxische stoffen om te zetten in onschadelijke stoffen of hun uitscheiding te bevorderen [s52]. Dit ontgiftingsproces betreft ook alcohol en medicijnen [s52]. In de eiwitstofwisseling zet de lever ammoniak, een giftig stofwisselingsproduct, om in ureum, dat via de nieren wordt uitgescheiden [s52]. Bovendien dient de lever als opslag voor vitamines en mineralen, die ze indien nodig aan het lichaam afgeeft [s52]. Een verbeterde leverontgifting kan het welzijn verhogen [s53]. Naast voeding speelt het innemen van kruiden- en voedingssupplementen een rol. Het is belangrijk om te letten op de kwaliteit en regulering van deze producten, aangezien ongereguleerde preparaten acute leverschade kunnen veroorzaken [s54]. Zo kunnen leverbeschadigingen door dergelijke preparaten (DILI) asymptomatisch verlopen of gepaard gaan met symptomen zoals buikpijn en geelzucht [s54]. In het geval van vermoedelijke leverschade door dergelijke middelen is het essentieel om andere oorzaken uit te sluiten en de tijdsrelatie tussen het innemen en het optreden van de symptomen te onderzoeken [s54]. De behandeling bestaat meestal uit het stoppen van het verdachte middel en het controleren van de leverwaarden [s54]. In vergelijking met voorgeschreven medicijnen is de regulering van kruiden- en voedingssupplementen minder streng, wat het risico op leverschade kan verhogen [s54]. Ook kunnen voedingsstoffentekorten de ontwikkeling en het verloop van een niet-alcoholische leververvetting beïnvloeden [s55]. Verschillende voedingsstoffen beïnvloeden verschillende processen in de lever en bieden daarom potentiële therapieën [s55]. Sommige voedingsstoffen hebben antioxidatieve eigenschappen en kunnen de glucose- en vetstofwisseling beïnvloeden [s55]. Andere voedingsstoffen

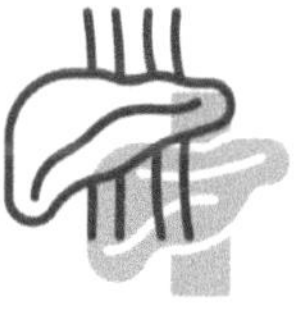

hebben daarentegen een positieve invloed op de vetstofwisseling en kunnen de vetopslag in de lever verminderen [s55]. Om de lever te ondersteunen, kan men onder andere letten op een evenwichtige voeding met voldoende vitamines en mineralen, alcohol met mate consumeren en het innemen van potentieel leverbeschadigende stoffen, zoals bepaalde medicijnen of ongereguleerde voedingssupplementen, vermijden, tenzij er medisch advies is ingewonnen.

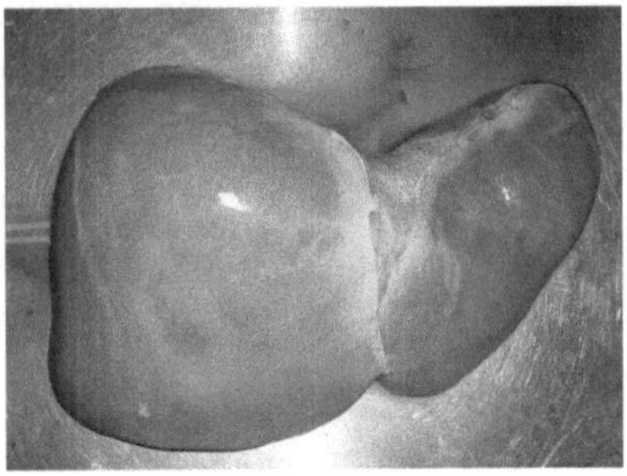

Lever [i35]

Toxische stoffen

Toxische stoffen kunnen de stofwisseling beïnvloeden en het gewichtsverlies bemoeilijken. In het kader van een stofwisselingskuur zonder HCG is het belangrijk om de belasting met toxines te verminderen om de lichaamseigen ontgiftingsprocessen te ondersteunen en de effectiviteit van de kuur te verhogen.

Vetstofwisseling

De vetstofwisseling speelt een centrale rol bij de gewichtsregulatie. In het kader van een stofwisselingskuur zonder HCG wordt de vetstofwisseling gestimuleerd door de voedingsverandering en de vermindering van koolhydraten, wat de vetverbranding bevordert en het gewichtsverlies ondersteunt.

Voedingssupplementen

Voedingssupplementen kunnen worden gebruikt in het kader van een stofwisselingskuur zonder HCG om gericht voedingsstoffentekorten aan te vullen en de stofwisselingsfunctie te ondersteunen. Het is belangrijk om te letten op de kwaliteit en dosering van de preparaten en de inname met een arts of diëtist af te stemmen.

Leverontgifting Ondersteuning

Verdeling van ontgiftingsondersteuning tijdens een metabolisch programma.

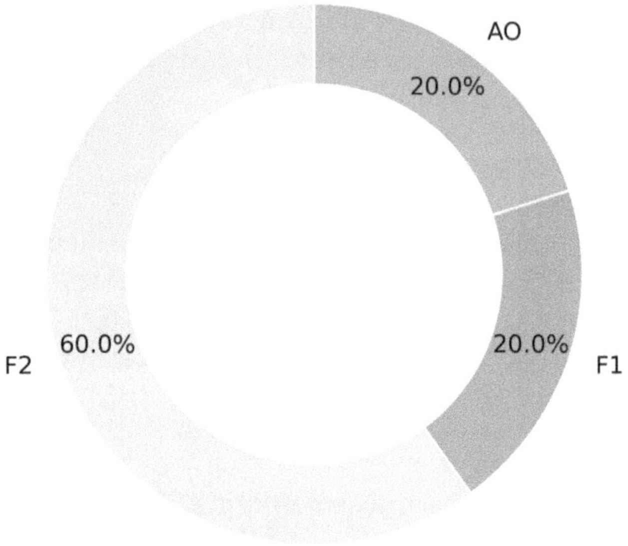

- AO: Algemene Ondersteuning Lever
- F1: Fase 1 Ondersteuning
- F2: Fase 2 Ondersteuning

Deze grafiek geeft een visuele weergave van de focus op verschillende aspecten van leverondersteuning tijdens een metabolisch detoxprogramma zonder HCG. De nadruk op Fase 2-ontgifting benadrukt het belang ervan bij het verwerken en elimineren van gifstoffen. Hoewel Fase 1 en algemene leverondersteuning cruciaal zijn, suggereert het grotere aandeel dat aan Fase 2 is gewijd een prioritering van efficiënte verwijdering van gifstoffen uit het lichaam.

Darmgezondheid

Een gezonde darm is de basis voor een goed functionerende stofwisseling en algemene gezondheid. De darmslijmvlies, een complexe barrière tussen het lichaam en de buitenwereld, is verantwoordelijk voor de opname van voedingsstoffen en beschermt tegelijkertijd tegen schadelijke stoffen en ziekteverwekkers. Een intacte darmbarrière voorkomt dat ongewenste stoffen in de bloedbaan komen en ontstekingen veroorzaken. [s56] Is deze barrière verstoord, dan kunnen intoleranties, spijsverteringsproblemen en een verzwakt immuunsysteem het gevolg zijn. De samenstelling van de darmflora, dat wil zeggen de totale hoeveelheid micro-organismen in de darm, beïnvloedt ook de darmactiviteit en het immuunsysteem. Een evenwichtige verhouding van nuttige en schadelijke bacteriën is essentieel voor een gezonde darm. Silymarine, een werkzame stof uit de mariadistel, kan de spijsvertering ondersteunen door de activiteit van de spijsverteringsenzymen te bevorderen en tegelijkertijd antioxidatief te werken. [s56] Hierdoor draagt het bij aan de bescherming van het darmslijmvlies tegen oxidatieve stress en kan het de verspreiding van pathogene kiemen verminderen. Een ander positief effect van silymarine is de verminderde cholesterolopname in de darm. [s56] Wie zijn darmgezondheid actief wil bevorderen, let op een vezelrijke voeding met veel fruit, groenten en volkorenproducten. ballaststoffe

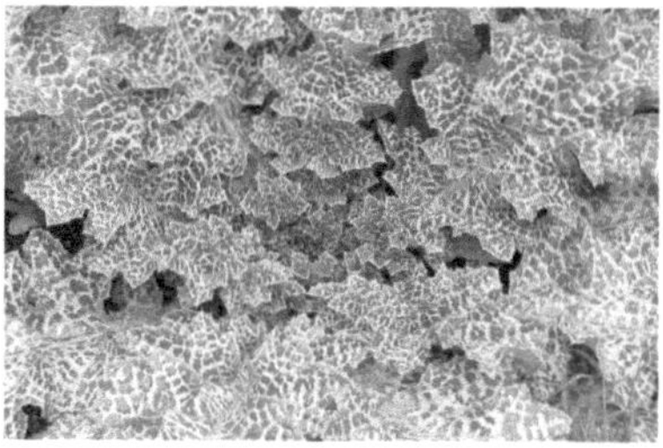

Mariadistel [i36]

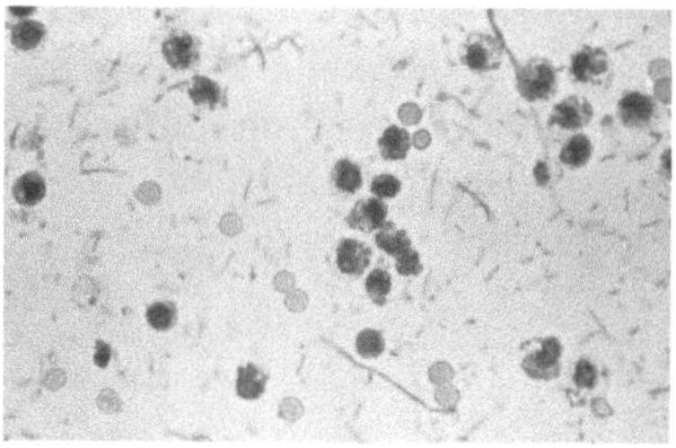

Pathogene kiem [i37]

dienen als voedsel voor de nuttige darmbacteriën en bevorderen een gezonde darmflora. Daarnaast ondersteunt voldoende vochtinname de darmactiviteit.

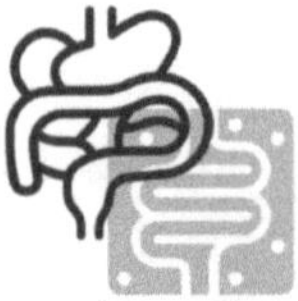

Goed om te weten

Darmslijmvlies

Het darmslijmvlies speelt een belangrijke rol tijdens een stofwisselingskuur, omdat het de opname van voedingsstoffen reguleert. Een gezond darmslijmvlies ondersteunt de optimale benutting van de aangevoerde voedingsstoffen en draagt zo bij aan het succes van de kuur.

Oxidatieve Stress

Oxidatieve stress ontstaat door een onbalans tussen vrije radicalen en antioxidanten in het lichaam. Een stofwisselingskuur kan helpen oxidatieve stress te verminderen door de inname van antioxidanten via de voeding te verhogen en de natuurlijke ontgiftingsprocessen van het lichaam te ondersteunen.

Pathogene Kiemen

Pathogene kiemen zijn micro-organismen die ziekten kunnen veroorzaken. Een gezonde darm met een intacte darmflora kan helpen de groei van pathogene kiemen te remmen en het immuunsysteem te versterken, wat vooral belangrijk is tijdens een stofwisselingskuur.

Verdeling Darmbacteriën (Voorbeeld)

Illustratieve bacteriële balans in een gezonde darm.

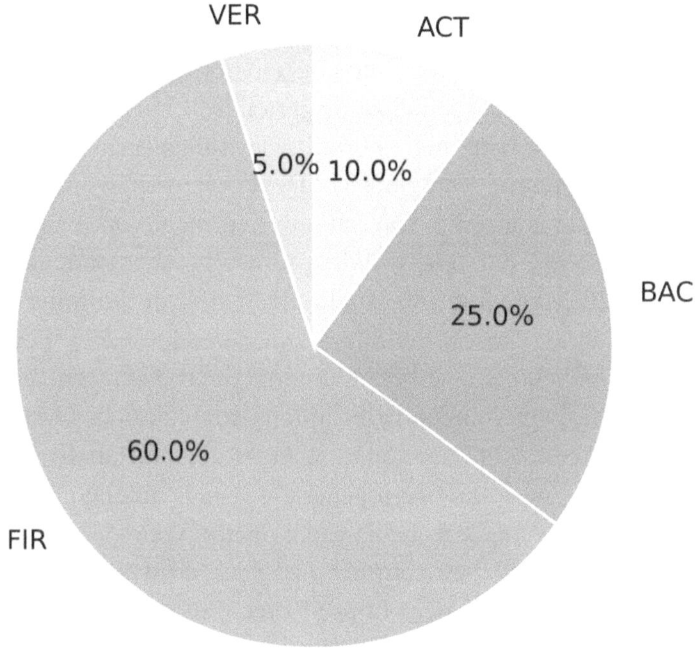

ACT: Actinobacteriën

BAC: Bacteroidetes

FIR: Firmicutes

VER: Verrucomicrobia

Deze grafiek toont een mogelijk gunstige darmbacteriesamenstelling, met een dominantie van Firmicutes en Bacteroidetes, gebalanceerd door een gezond aandeel Actinobacteriën en Verrucomicrobia. Een diverse microbiome zoals deze wordt over het algemeen geassocieerd met een efficiënte spijsvertering en algemeen welzijn. Het behouden van deze balans door middel van dieet- en leefstijlkeuzes is cruciaal voor de gezondheid op lange termijn.

Celregeneratie

Celregeneratie, de voortdurende vernieuwing van lichaamscellen, is een essentieel proces voor gezondheid en welzijn. Een fascinerend aspect van celregeneratie is de "metabolische schakel", die wordt geactiveerd door voedingsonthouding [s57]. Na ongeveer 12 tot 36 uur zonder voedselinname zijn de glycogeenvoorraden, de kortetermijn energievoorraden van het lichaam, grotendeels uitgeput. Het organisme schakelt dan over van het gebruik van suiker naar het gebruik van vetzuren als primaire energiebron. Deze vetzuren worden in de lever omgezet in ketonen, die spieren en hersenen van energie voorzien [s57]. Dit proces, dat ook wel ketose wordt genoemd, bevordert niet alleen de vetverbranding, maar stimuleert ook de vorming van nieuwe mitochondriën, de "krachtcentrales" van de cellen [s57]. Een verhoogde mitochondriëndichtheid verbetert de energieproductie en draagt bij aan het behoud van spiermassa, zelfs tijdens een caloriebeperkt dieet [s57]. Wie bijvoorbeeld 24 uur vast, kan deze "metabolischen_schalter" activeren en zo de celregeneratie en mitochondriale functie ondersteunen. Een andere belangrijke factor voor de celgezondheid is de bescherming tegen oxidatieve stress. Vrije radicalen, bijproducten van de stofwisseling, kunnen cellen beschadigen en het verouderingsproces versnellen. Antioxidanten neutraliseren deze vrije radicalen en beschermen zo de cellen tegen schade [s58]. Een dieet rijk aan fruit en groenten levert een verscheidenheid aan antioxidanten en draagt zo bij aan de celregeneratie [s58].

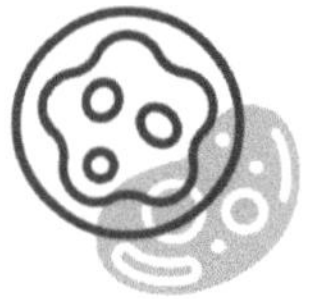

Goed om te weten

Antioxidanten

Antioxidanten beschermen de cellen tegen schade door vrije radicalen. Bij een stofwisselingskuur zonder HCG is een voldoende inname van antioxidanten, bijvoorbeeld door fruit en groenten, belangrijk om de celgezondheid te ondersteunen.

Glycogeenvoorraden

Glycogeenvoorraden zijn de koolhydraatvoorraden van het lichaam, die bij een stofwisselingskuur zonder HCG door voedingsonthouding of koolhydraatbeperkt dieet worden verminderd om het lichaam aan te zetten tot vetverbranding.

Voedingsonthouding

In de context van een stofwisselingskuur zonder HCG kan voedingsonthouding, oftewel tijdelijk afzien van voedsel, de stofwisseling beïnvloeden en de vetverbranding bevorderen. Het is belangrijk om de duur en aard van de voedingsonthouding aan te passen aan de individuele behoeften en de gezondheidstoestand.

Vrije Radicalen

Vrije radicalen zijn onstabiele moleculen die cellen kunnen beschadigen. In het kader van een stofwisselingskuur zonder HCG is het belangrijk om de vorming van vrije radicalen te minimaliseren en tegelijkertijd de inname van antioxidanten te verhogen.

Cellulaire regeneratie en detoxificatie

Verbeterde metabolische functie tijdens een detox programma.

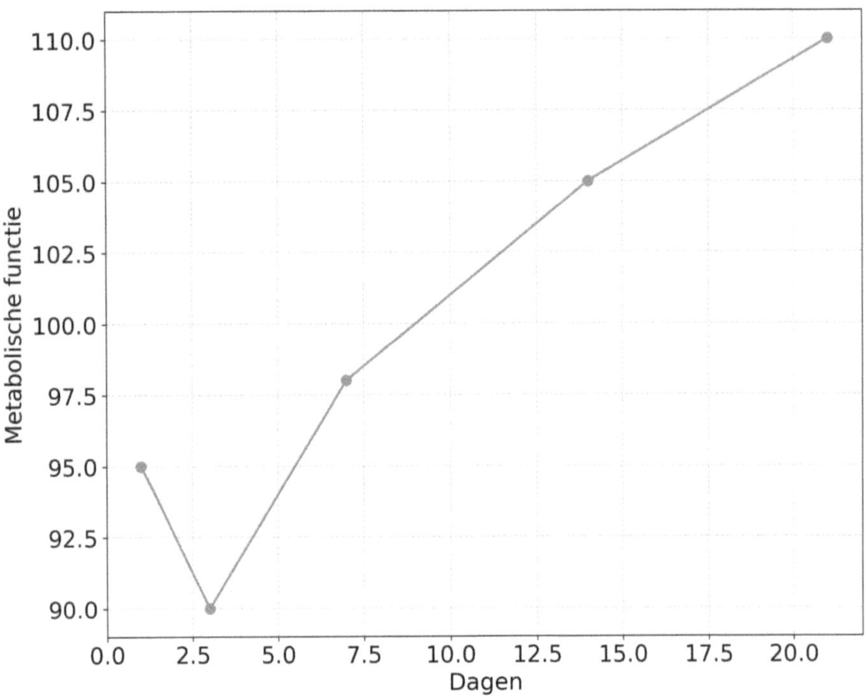

Deze grafiek illustreert een algemene trend van verbetering van de metabolische functie tijdens een detox programma. Aanvankelijk kunnen detoxificatieprocessen een lichte daling van de algehele functie veroorzaken wanneer het lichaam begint met het elimineren van gifstoffen. Naarmate het programma vordert, leiden cellulaire regeneratie en verbeterde metabolische efficiëntie echter tot een verhoogde functionaliteit, met als hoogtepunt een hoger algemeen niveau dan voor de detox begon.

Concrete adviezen

- Drink 's ochtends een glas lauw water met versgeperst citroensap om je lever te activeren.
- Integreer bittere voedingsmiddelen zoals witloof, rucola of artisjokken in je dieet om de galproductie te stimuleren.
- Masseer je buikgebied zachtjes met de klok mee om de spijsvertering en het metabolisme te bevorderen.
- Adem meerdere keren per dag diep in en uit met je buik om je lever van zuurstof te voorzien.
- Verwen jezelf regelmatig met een levercompressie met warme kompressen om de ontgiftingsprocessen te ondersteunen.
- Bereid een verkwikkende kruidenthee van mariadistel, paardenbloem of brandnetel om je lever te ontlasten.
- Verfijn je gerechten met leverondersteunende specerijen zoals kurkuma, gember of kardemom.
- Begin je dag met een glas versgeperst wortelsap om je lever van belangrijke voedingsstoffen te voorzien.
- Eet regelmatig gefermenteerde voedingsmiddelen zoals zuurkool of kimchi om je darmflora en daarmee indirect ook je lever te ondersteunen.
- Neem een basenrijk bad met baking soda of bittersalz om je lichaam van stofwisselingsafval te ontdoen.
- Borstel je huid regelmatig droog om de doorbloeding te bevorderen en de uitscheiding van gifstoffen via de huid te stimuleren.
- Visualiseer hoe je lever krachtig werkt en je lichaam van schadelijke stoffen bevrijdt om de ontgiftingsprocessen mentaal te ondersteunen.

4. 2 Hormoonbalans

Hormonen sturen in belangrijke mate de stofwisseling en beïnvloeden zo uw gewicht, uw energie en uw welzijn. Een verstoorde hormoonhuishouding kan leiden tot slaapproblemen, hunkeringen en een trage stofwisseling. Zowel de schildklierfunctie als het stresshormoon cortisol en de insulinegevoeligheid spelen hierbij een cruciale rol. Ontdek hoe u uw hormonen weer in balans kunt brengen en uw vetverbranding op natuurlijke wijze kunt activeren.

Voldoende slaap, stressreductie en een uitgebalanceerde voeding zijn essentieel voor een gezonde hormonale balans en een optimaal functionerende stofwisseling.

Stresshormoonregulatie

Stresshormonen, waaronder cortisol, beïnvloeden talrijke lichaamsfuncties. Cortisol volgt een natuurlijk dagritme, met lage waarden tijdens de slaap en een stijging in de ochtend [s59]. Dit ritme is nauw verbonden met de slaap-waakcyclus en het circadiaanse systeem. Slaapstoornissen kunnen dit ritme verstoren en leiden tot hormonale onevenwichtigheden die de stofwisseling, insulineresistentie en de regulatie van de eetlust beïnvloeden [s59]. Ghreline en leptine, hormonen die de voedselinname reguleren, worden ook door slaap beïnvloed. Ghreline stijgt voor de maaltijden, terwijl leptine de voedselinname remt. Slaaptekort kan leiden tot verhoogde ghrelinewaarden en daarmee tot een verhoogde eetlust [s59]. Tegelijkertijd kan een verstoord slaapritme de werking van leptine beïnvloeden en zo de verzadiging bemoeilijken. De gevolgen kunnen gewichtstoename en insulineresistentie zijn, die het risico op diabetes verhogen [s59]. Ook circadiaanse stoornissen, zoals die bij ploegendiensten voorkomen, hebben een negatieve invloed op de glucose- en lipidenhomeostase [s59]. Anorexia nervosa toont aan hoe ingrijpend de hormonale dysregulatie door ondervoeding kan zijn. Hierbij treden verstoringen op in de hypothalamisch-hypofysaire as en veranderingen in de eetlust- en stofwisselingsregulerende hormonen zoals leptine [s60]. De meeste van deze veranderingen zijn aanpassingsreacties op de ondervoeding, maar kunnen op lange termijn leiden tot problemen zoals een verminderde botdichtheid [s60]. Deze wordt onder andere beïnvloed door hormonen zoals cortisol. Een verhoogd cortisolniveau (hypercortisolisme) bij anorexia nervosa kan bijdragen aan de verzwakking van de botten [s60]. Het herstel van een normaal gewicht en de normalisatie van de hormoonproductie zijn daarom cruciaal voor de botgezondheid [s60]. Voor de lange termijn gezondheid is het dus belangrijk om op een regelmatig slaap-waakritme te letten en stress te verminderen om de natuurlijke cortisolproductie te ondersteunen. Een evenwichtige voeding en voldoende beweging dragen daarnaast bij aan de stabilisatie van de hormonale huishouding en de stofwisseling.

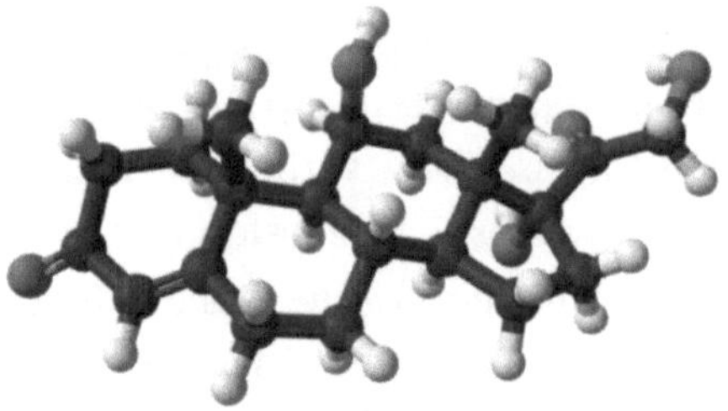

Cortisol [i38]

circadiaanse stoornissen

Circadiaanse stoornissen ontstaan wanneer het natuurlijke slaap-waakritme van het lichaam verstoord is, bijvoorbeeld door ploegendiensten. Deze stoornissen kunnen de hormonale huishouding en de stofwisseling negatief beïnvloeden en zo het succes van een stofwisselingskuur zonder HCG belemmeren. Een regelmatig slaap-waakritme is daarom belangrijk voor een optimale hormonale balans.

circadiaans systeem

Het circadiaanse systeem is onze interne klok die veel lichaamsfuncties, inclusief de hormonale huishouding, reguleert. Een stabiel circadiaans ritme is belangrijk voor een succesvolle stofwisselingskuur, omdat het de hormoonproductie reguleert en zo de stofwisseling en vetverbranding optimaliseert.

hypothalamisch-hypofysaire as

De hypothalamisch-hypofysaire as is een complex systeem in de hersenen dat veel hormonen reguleert, waaronder die welke de stofwisseling en het gewicht reguleren. Een stofwisselingskuur zonder HCG kan indirect de functie van deze as ondersteunen door bij te dragen aan de normalisatie van de hormonale huishouding.

Cortisolwaarden tijdens een niet-HCG dieet

Typische cortisol fluctuaties tijdens een metabool dieet zonder HCG.

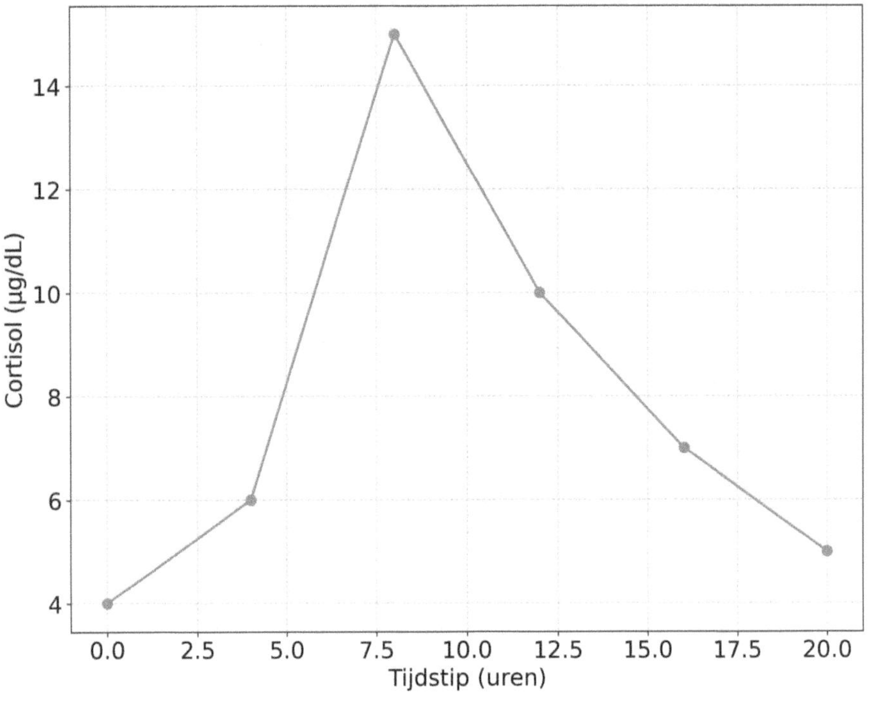

Cortisolwaarden vertonen een natuurlijk dag-nachtritme, met een piek in de ochtend en een geleidelijke afname gedurende de dag. Hoewel sommige fluctuaties normaal zijn, kunnen constant verhoogde of verlaagde waarden buiten het typische bereik wijzen op stress of hormonale onevenwichtigheden. Deze visualisatie toont een relatief stabiel cortisolprofiel, wat suggereert dat stress goed wordt beheerst tijdens het dieet.

Schildklierfunctie

De schildklier produceert hormonen die de glucosemetabolisme in verschillende organen beïnvloeden, waaronder de lever, het spijsverteringskanaal, de alvleesklier, vetweefsel, skeletspieren en het centrale zenuwstelsel [s61]. Deze hormonen bevorderen de insulineafgifte en de glucoseopname door de spijsverteringsbewegingen te versnellen en de suikerproductie in de lever te verhogen [s61]. Een schildklieronderfunctie (hypothyreoïdie) kan gepaard gaan met insulinresistenz en glucose-intolerantie, terwijl de behandeling van hypothyreoïdie de insulinempfindlichkeit kan verbeteren [s61]. Zowel bij type 1- als type 2-diabetes komen schildklierfunctiestoornissen vaker voor [s61]. Terwijl bij type 1-diabetes regelmatige schildkliercontroles worden aanbevolen, zijn er voor type 2-diabetes minder duidelijke aanbevelingen [s61]. Een verhoogde behoefte aan schildklierhormonen kan bijvoorbeeld ontstaan bij een koolhydraatrijk dieet, omdat de schildklier harder moet werken om het metabolisme te reguleren. Een aanpassing van de voeding met verminderde koolhydraten kan in dergelijke gevallen de schildklierfunctie ontlasten. Naast het metabolisme speelt de schildklier ook een cruciale rol in de voortplanting en de foetale ontwikkeling [s62]. Schildklierhormonen zijn essentieel voor de hersenontwikkeling van de foetus en een schildklieronderfunctie tijdens de zwangerschap kan leiden tot complicaties zoals vroeggeboorte, pre-eclampsie en een laag geboortegewicht [s62]. Een tijdige diagnose en behandeling van schildklieraandoeningen tijdens de zwangerschap is

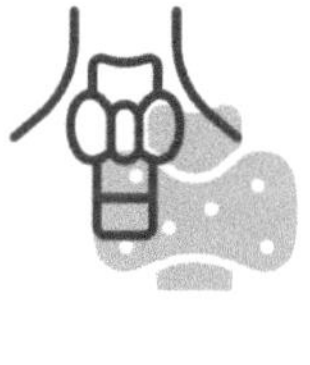

daarom belangrijk voor de gezondheid van moeder en kind [s62]. Schildklierfunctiestoornissen kunnen ook de vruchtbaarheid beïnvloeden door de menstruatiecyclus en de ovulatie te verstoren [s62]. De behandeling van een schildklieronderfunctie tijdens de zwangerschap gebeurt meestal met een hormoonpreparaat [s62]. Een monitoring van de schildklierfunctie tijdens en na de zwangerschap is noodzakelijk om complicaties te minimaliseren en de gezondheid van moeder en kind te waarborgen – de postpartale schildklierontsteking is een veelvoorkomende aandoening na de bevalling [s62]. Bij onvervulde kinderwens kan het controleren van de schildklierwaarden daarom een belangrijke stap zijn.

Goed om te weten

glucose-intolerantie

Glucose-intolerantie beschrijft het verminderde vermogen van het lichaam om glucose uit het bloed in de cellen op te nemen. Een metabolische kuur die de bloedsuikerspiegel stabiliseert, kan de glucosetolerantie verbeteren.

postpartale schildklierontsteking

Een postpartale schildklierontsteking is een ontsteking van de schildklier die na de bevalling kan optreden. Het kan leiden tot tijdelijke of blijvende veranderingen in de schildklierfunctie en moet in de context van een metabolische kuur in overweging worden genomen.

pre-eclampsie

Pre-eclampsie is een aandoening die tijdens de zwangerschap kan optreden en gekenmerkt wordt door hoge bloeddruk en eiwit in de urine. Het kan ernstige gevolgen hebben voor moeder en kind. Een evenwichtige hormoonbalans is belangrijk voor een gezonde zwangerschap en kan het risico op pre-eclampsie verminderen.

Hormoonspiegels tijdens een niet-HCG metabool dieet

Vergelijking van belangrijke hormoonspiegels

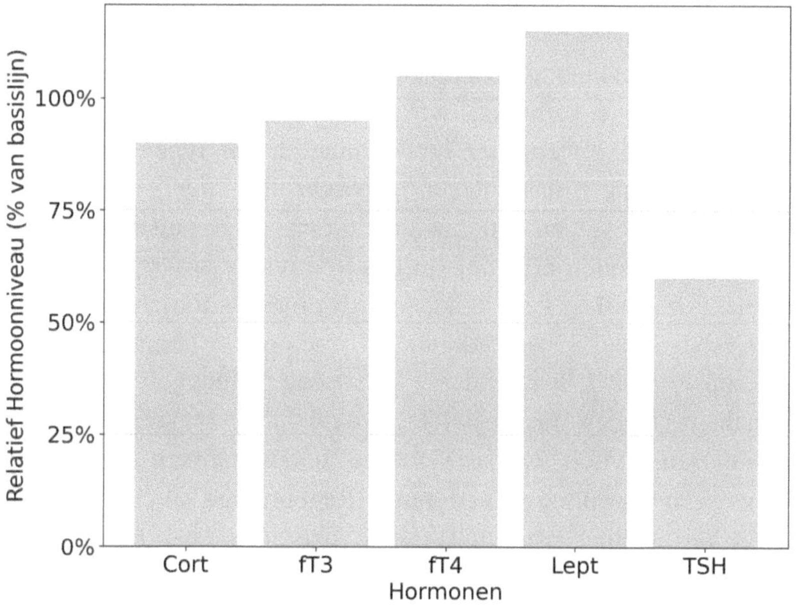

Cort: Cortisol

fT3: Vrij triiodothyronine (T3)

fT4: Vrij thyroxine (T4)

Lept: Leptine

TSH: Thyroïd stimulerend hormoon

Deze grafiek illustreert de potentiële impact van een metabool dieet (zonder HCG) op belangrijke hormoonspiegels. De merkbare afname van TSH suggereert een verbeterde schildklierfunctie. Stabiele niveaus van vrij T3 en vrij T4 geven aan dat de schildklierhormoonproductie binnen een gezond bereik blijft. Cortisolspiegels die binnen normale grenzen blijven, suggereren dat het dieet geen overmatige stress veroorzaakt. De lichte stijging van leptine kan duiden op een verbeterde verzadiging en metabolische regulatie.

insulinsensitivitaet

Insuline, een hormoon van de alvleesklier, reguleert de bloedsuikerspiegel door de opname van glucose in de lichaamscellen mogelijk te maken. Een verminderde effectiviteit van dit proces wordt insulinresistenz genoemd. In deze toestand hebben de cellen hogere hoeveelheden insuline nodig om glucose op te nemen. De alvleesklier probeert aan deze behoefte te voldoen door de insulineproductie te verhogen, wat op de lange termijn kan leiden tot uitputting van de alvleesklier en uiteindelijk tot type 2 diabetes. De insulinesensitiviteit daarentegen beschrijft hoe gevoelig de lichaamscellen reageren op insuline. Een hoge insulinesensitiviteit betekent dat de cellen effectief op insuline reageren en glucose kunnen opnemen, terwijl een lage insulinesensitiviteit wijst op insulineresistentie. Verschillende factoren beïnvloeden de insulinesensitiviteit, waaronder genetische aanleg, levensstijl en hormonale invloeden. Overgewicht, vooral in de buikregio, vermindert de insulinesensitiviteit, omdat vetcellen boodschappers afgeven die de werking van insuline verstoren. Regelmatige lichaamsbeweging verhoogt de insulinesensitiviteit, omdat spieren tijdens de training meer glucose opnemen en zo de werking van insuline verbeteren. Zelfs lichte lichaamsbeweging, zoals dagelijks wandelen, kan de insulinesensitiviteit duurzaam verhogen. Ook de voeding speelt een belangrijke rol: een vezelrijke voeding met complexe koolhydraten die de bloedsuikerspiegel langzamer doen stijgen, bevordert de insulinesensitiviteit. Naast de bekende invloedsfactoren zoals voeding en beweging, spelen ook hormonale processen een rol bij de regulatie van de insulinesensitiviteit. GDF-8 (Growth Differentiation Factor 8), een eiwit dat de spiergroei remt, beïnvloedt ook de stofwisseling en de insulinesensitiviteit. GDF-8 wordt geproduceerd in het eierstokweefsel en beïnvloedt daar de vorming van geslachtshormonen zoals oestrogeen en progesteron. Het verhoogt de oestrogeenproductie, terwijl het tegelijkertijd de progesteronproductie remt. Deze invloed op de hormoonproductie kan indirect de insulinesensitiviteit beïnvloeden, aangezien geslachtshormonen ingrijpen in de stofwisseling. Verhoogde

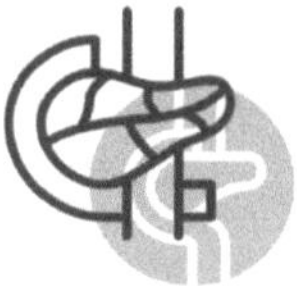

GDF-8-waarden worden in verband gebracht met insulineresistentie en stofwisselingsstoornissen, vooral bij vrouwen met het polycysteus ovariumsyndroom (pcos). PCOS is een hormonale stoornis die gepaard gaat met verhoogde androgenen, cyclusstoornissen en vaak ook met insulineresistentie. De complexe interacties tussen GDF-8, geslachtshormonen en insulinesensitiviteit benadrukken het belang van een holistische benadering bij de behandeling van stofwisselingsstoornissen en hormonale onevenwichtigheden. Het in overweging nemen van deze verbanden kan helpen om de oorzaken van insulineresistentie beter te begrijpen en gerichte therapieën te ontwikkelen. Lehrbuch Innere Medizin. Springer Medizin Verlag; 2013. Myostatin im Eierstock: Auswirkungen auf die Insulinsensitivität und die Steroidogenese. Universitätsbibliothek Heidelberg; 2017.

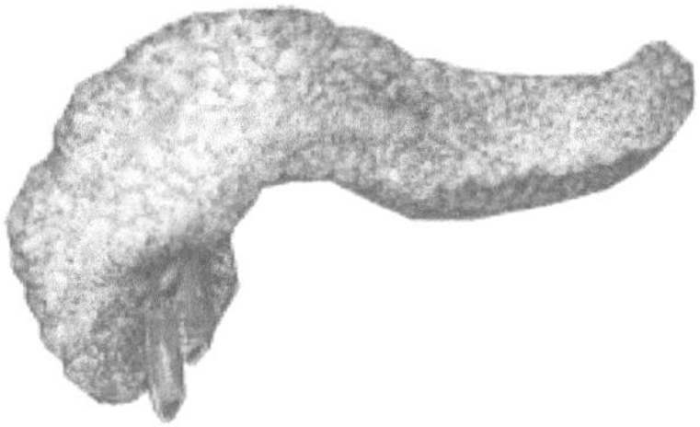

alvleesklier [i39]

Insulinegevoeligheid en hormoonbalans

Relatie tussen bloedglucose, insulineniveaus en insulinegevoeligheid.

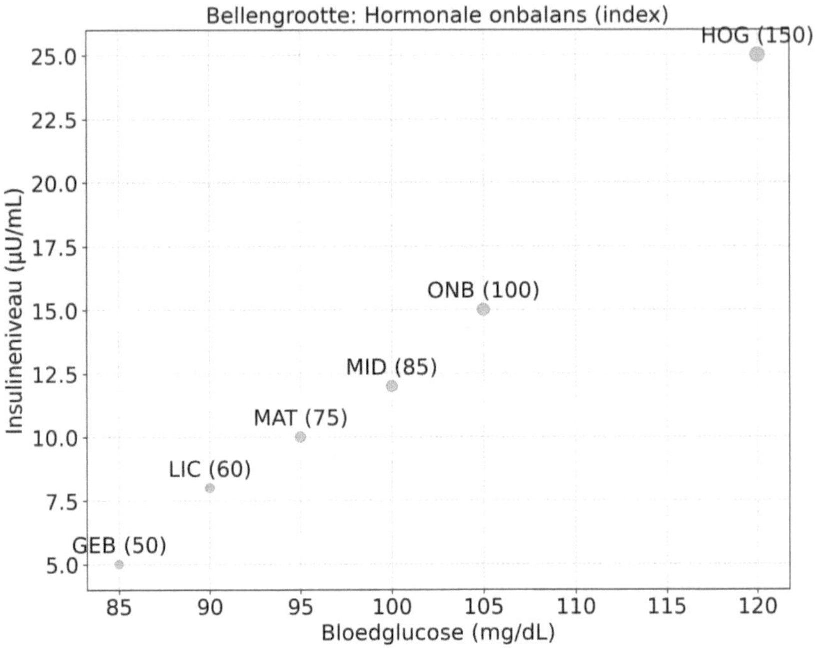

Blasengröße: Horm. Onbal. (Index)

GEB: Gebalanceerde hormonen

LIC: Lichte onbalans

MID: Middelmatige onbalans

HOG: Hoge onbalans

MAT: Matige onbalans

ONB: Verhoogde onbalans

Hogere insulineniveaus bij een bepaalde bloedglucoseconcentratie suggereren een lagere insulinegevoeligheid. Omgekeerd behouden personen met een hogere insulinegevoeligheid normale bloedglucosespiegels met een lagere insulineproductie. Grotere bellen duiden op een grotere algehele hormonale onbalans, mogelijk beïnvloed door factoren die verder gaan dan alleen glucoseregulatie.

Concrete adviezen

- Drink voor het slapengaan een kopje ongezoete kruideninfusie met citroenmelisse en valeriaan om de nachtelijke hormoonproductie te ondersteunen.
- Begin uw dag met een zachte bewegingssequentie om het cortisolniveau op natuurlijke wijze te reguleren en de stofwisseling te stimuleren.
- Integreer voedingsmiddelen met fyto-oestrogenen, zoals lijnzaad of sojaproducten, in uw dieet om uw hormonale balans zachtjes te beïnvloeden.
- Maak gebruik van de kracht van etherische oliën: wrijf 's avonds lavendelolie op uw slapen om de slaapkwaliteit en daarmee de hormoonproductie te verbeteren.
- Zing of neurie dagelijks enkele minuten om de afgifte van gelukshormonen te bevorderen en stresshormonen te verminderen.
- Aai uw huisdier of laat u masseren om de productie van het knuffelhormoon oxytocine te stimuleren en uw welzijn te verhogen.
- Lach hartelijk en uitbundig om de afgifte van endorfines te stimuleren en uw stemming op te vrolijken.
- Omring uzelf met positieve mensen die u energie geven en uw hormonale balans positief beïnvloeden.
- Creëer kleine rustoases in uw dagelijks leven om stress te verminderen en de hormoonproductie te normaliseren.
- Luister naar uw intuïtie en let op de signalen van uw lichaam om uw hormonale balans individueel te ondersteunen.
- Reflecteer regelmatig op uw levensgewoonten en pas deze indien nodig aan om uw hormonale balans op de lange termijn te optimaliseren.

4. 3 Metabolische blokkades

Stofwisselingsblokkades ontstaan door een complex samenspel van genetische aanleg, omgevings- en levensstijl factoren. Overgewicht, gebrek aan beweging en ongezonde eetgewoonten bevorderen deze blokkades, die op hun beurt ernstige gezondheidsgevolgen kunnen hebben. Viscerale vet, insulineresistentie en het metabool syndroom zijn daarbij belangrijke termen. Ook leeftijd, blootstelling aan schadelijke stoffen en psychische factoren spelen een rol. Het eigen gedrag beïnvloedt in belangrijke mate de stofwisselingsfunctie. Ontdek in dit hoofdstuk hoe stofwisselingsblokkades ontstaan en welke factoren ze bevorderen. Ontdek de oorzaken en leg de basis voor een succesvolle stofwisselingsreset.

Een gezonde levensstijl met een evenwichtige voeding, regelmatige beweging, voldoende slaap en effectief stressmanagement is de sleutel tot het voorkomen en overwinnen van stofwisselingsblokkades en bevordert langdurige gezondheid en welzijn.

Oorzakenanalyse

Een stofwisselingsblokkade ontstaat door een complex samenspel van verschillende factoren. Genetische aanleg vormt de basis waarop omgevings- en levensstijl factoren de stofwisseling beïnvloeden. [s63] Overgewicht, gebrek aan beweging en ongezonde eetgewoonten bevorderen de ontwikkeling van een blokkade. Vooral viscerale vet, dat zich in de buikholte rond de organen ophoopt, heeft een negatieve invloed. [s63] Het produceert ontstekingsbevorderende boodschappers (cytokinen), die de werking van insuline verstoren en zo leiden tot insulinresistenz. [s63] Deze insulineresistentie wordt op haar beurt beschouwd als een centraal mechanisme bij de ontwikkeling van stofwisselingsblokkades. De voortschrijdende ophoping van viscerale vet kan uiteindelijk leiden tot het metabool syndroom, met ernstige gevolgen zoals vaat- en zenuwschade. [s63] Al vóór de geboorte en in de vroege kindertijd kunnen omgevingsfactoren de basis leggen voor latere stofwisselingsproblemen. [s63] Ook de leeftijd speelt een rol, aangezien leeftijdsgebonden lichamelijke veranderingen het risico op stofwisselingsziekten verhogen. [s64] Naast genetische aanleg en leeftijd zijn omgevingsfactoren zoals vervuiling door luchtverontreiniging of pesticiden nauw verbonden met de toename van overgewicht en stofwisselingsziekten. [s64] Het eigen gedrag heeft ook een grote invloed: voeding, beweging, roken, alcoholconsumptie en slaap beïnvloeden de stofwisselingsfunctie. [s64] Wie bijvoorbeeld regelmatig sport en let op een evenwichtige voeding, kan zijn risico op stofwisselingsziekten verlagen en tegelijkertijd het verouderingsproces vertragen. [s64] Ook voldoende slaap en stressmanagement hebben een positieve invloed op de stofwisseling. [s64] Chronisch slaaptekort en psychische belasting kunnen daarentegen stofwisselingsstoornissen en leeftijdsgebonden klachten verergeren. [s64]

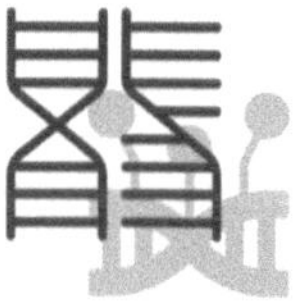

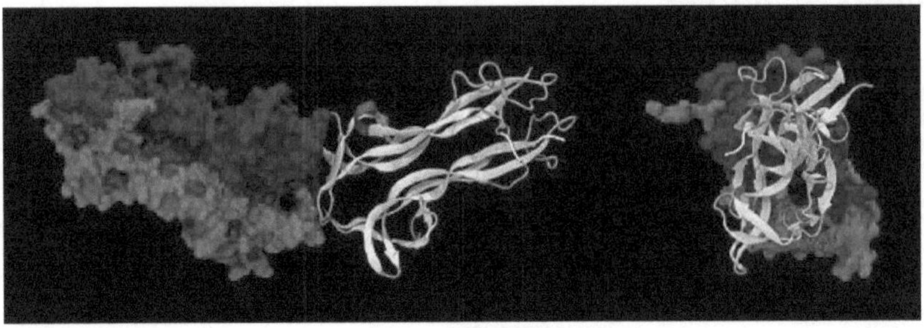

cytokine [i40]

Goed om te weten

Metabool Syndroom

Het metabool syndroom is een combinatie van verschillende stofwisselingsstoornissen die het risico op hart- en vaatziekten en type 2 diabetes verhogen. Tot de typische kenmerken behoren verhoogde bloedsuiker- en bloedvetwaarden, hoge bloeddruk en overgewicht, vooral in de buikregio. Een stofwisselingskuur zonder HCG kan helpen om de afzonderlijke componenten van het metabool syndroom positief te beïnvloeden en het totale risico te verlagen.

Viscerale Vet

Viscerale vet, ook bekend als buikvet, is vetweefsel dat zich in de buikholte rond de inwendige organen ophoopt. Het is metabolisch actiever dan subcutaan vet (vetweefsel onder de huid) en produceert hormonen en boodschappers die ontstekingen bevorderen en de stofwisseling negatief kunnen beïnvloeden. Een stofwisselingskuur zonder HCG is onder andere gericht op het verminderen van viscerale vet om de stofwisselingsfunctie te verbeteren.

Veelvoorkomende metabole blokkades

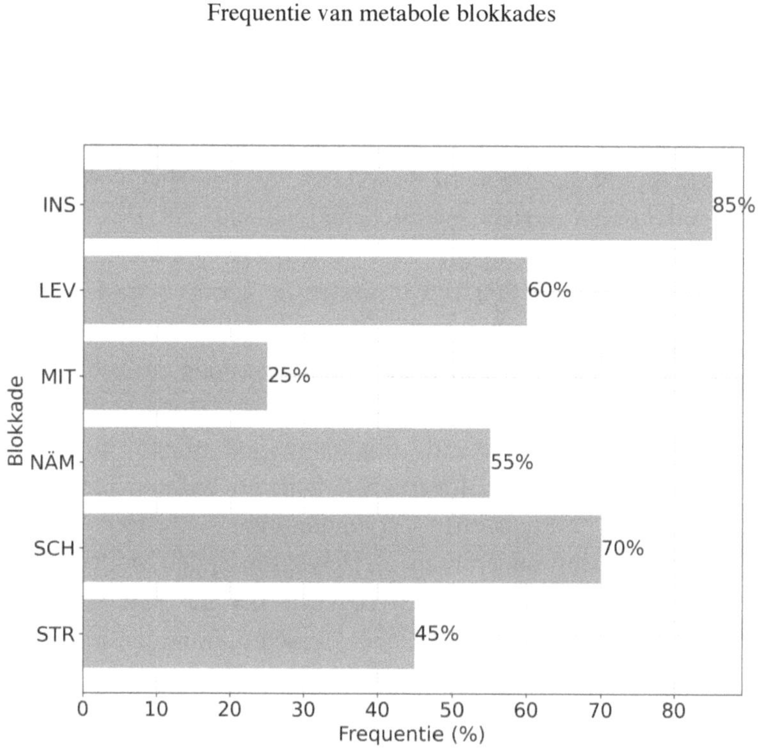

INS: Insulineresistentie

LEV: Lever

MIT: Mitochondriën

NÄM: Voedingsstoffentekort

SCH: Schildklier

STR: Stresshormonen

Het horizontale staafdiagram visualiseert de relatieve frequentie van verschillende metabole blokkades. Een langere staaf duidt op een hogere prevalentie van de betreffende blokkade. Blokkades op het gebied van insulineresistentie en de schildklierstofwisseling lijken bijzonder vaak voor te komen en moeten daarom speciale aandacht krijgen bij het plannen van een metabolische kuur. De relatief lage frequentie van mitochondriale disfuncties suggereert dat deze weliswaar relevant zijn, maar minder vaak voorkomen.

Oplossingsstrategieën

Het overwinnen van een stofwisselingsblokkade vereist een veelzijdige aanpak, gebaseerd op de individuele oorzaken en de specifieke levenssituatie. De basis vormt een uitgebreide analyse van de persoonlijke levensgewoonten, waaronder de voedingswijze, de hoeveelheid beweging en het slaapgedrag. Hierop kunnen gerichte strategieën worden ontwikkeld om de stofwisseling weer in balans te brengen. Een belangrijk aandachtspunt is de voedingsverandering. Een vermindering van sterk bewerkte voedingsmiddelen, suikerhoudende dranken en ongezonde vetten ten gunste van volwaardige, vezelrijke voedingsmiddelen zoals groenten, fruit, peulvruchten en mager eiwit kan de stofwisseling positief beïnvloeden. Wie bijvoorbeeld zijn dagelijkse menu met meerdere porties groenten uitbreidt, levert het lichaam belangrijke vitamines, mineralen en secundaire plantaardige stoffen die de stofwisselingsfuncties ondersteunen. Beweging speelt ook een cruciale rol. Regelmatige lichamelijke activiteit, of het nu gaat om duursport zoals joggen of zwemmen, of krachttraining, stimuleert de stofwisseling, bevordert het vetverlies en verbetert de insulinsensitivitaet. Al 30 minuten snel wandelen per dag kan een merkbaar verschil maken. Bovendien is voldoende slaap essentieel voor een goed functionerende stofwisseling. Chronisch slaaptekort kan leiden tot hormonale onevenwichtigheden die de stofwisseling negatief beïnvloeden en hunkeringen naar voedsel bevorderen. Een regelmatig slaappatroon en een voldoende slaapduur van zeven tot acht uur per nacht helpen de stofwisseling te reguleren en het algemene welzijn te verbeteren. Stressmanagement is een andere belangrijke factor. Aanhoudende stress kan leiden tot verhoogde cortisolspiegels, wat de stofwisseling kan beïnvloeden en de opslag van viscerale vetten kan bevorderen. Ontspanningstechnieken zoals yoga, meditatie of autogene training kunnen helpen om stress te verminderen en de stofwisseling positief te beïnvloeden. De combinatie van deze maatregelen – een evenwichtige voeding, regelmatige beweging, voldoende slaap en effectief stressmanagement – vormt een holistische benadering voor het overwinnen van stofwisselingsblokkades en het bevorderen van de langdurige gezondheid. Om rekening te houden met de individuele behoeften en optimale resultaten te behalen, kan samenwerking met voedingsadviseurs, sporttherapeuten of andere gekwalificeerde professionals zinvol zijn. Deze kunnen, rekening houdend met de persoonlijke situatie, een op maat gemaakt plan ontwikkelen en ondersteuning bieden bij de uitvoering van de strategieën. Het is belangrijk te begrijpen dat het verhelpen van een stofwisselingsblokkade een proces is dat tijd, geduld en inzet vereist. Duurzame veranderingen in levensgewoonten zijn de sleutel tot een blijvend gezonde stofwisseling en verbeterd welzijn.

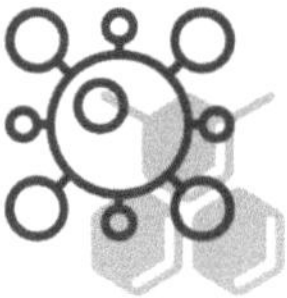

Oplossingen voor Metabole Blokkades

Verdeling van oplossingen voor veelvoorkomende metabole blokkades.

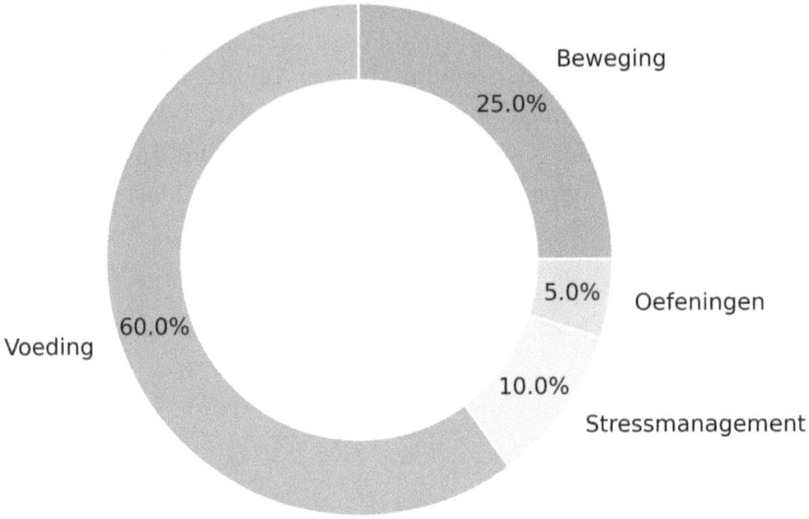

BEW: Beweging (bijv. krachttraining, cardio)

OEF: Oefeningen (bijv. vitaminen, mineralen)

STM: Stressmanagement (bijv. mindfulness, voldoende slaap)

VOE: Voeding (bijv. gebalanceerde macro's, elimineren van bewerkte voedingsmiddelen)

Het grootste deel van de oplossingen richt zich op voedingsaanpassingen, wat het belang van voeding bij het overwinnen van metabole blokkades benadrukt. Beweging en stressmanagement spelen een ondersteunende rol, wat suggereert dat een holistische aanpak noodzakelijk is voor een optimale metabole functie. Suppletie vertegenwoordigt een kleiner, maar nog steeds belangrijk, onderdeel van de oplossingsstrategie, mogelijk wijzend op gerichte interventies voor specifieke tekorten of blokkades.

Preventiemaatregelen

Preventiemaatregelen tegen stofwisselingsblokkades zijn gericht op het voorkomen van de blokkade vanaf het begin of het minimaliseren van het risico daarop. Een gezonde levensstijl, gebaseerd op een evenwichtige voeding, regelmatige lichaamsbeweging en voldoende rust, vormt de basis. Een dieet rijk aan onbewerkte voedingsmiddelen, zoals groenten, fruit, volle granen en mager eiwit, levert het lichaam de noodzakelijke voedingsstoffen zonder de stofwisseling extra te belasten. Wie dagelijks ongeveer 2 liter water drinkt, ondersteunt de natuurlijke ontgiftingsprocessen van het lichaam en bevordert de stofwisselingsfuncties. Lichamelijke activiteit, of het nu gaat om sport, wandelen of dagelijkse activiteiten zoals traplopen, stimuleert de stofwisseling en verbetert de insulinsensitivitaet. Zelfs kleine veranderingen in het dagelijks leven, zoals overstappen van de auto naar de fiets of een korte wandeling tijdens de lunchpauze, kunnen positieve effecten hebben. Naast voeding en beweging speelt ook stressmanagement een belangrijke rol. Ontspanningstechnieken, zoals meditatie of progressieve spierontspanning, kunnen helpen om stresshormonen te verminderen en zo de stofwisseling te ontlasten. Chronische stress kan namelijk leiden tot verhoogde cortisolspiegels, die op hun beurt de stofwisseling beïnvloeden en de opslag van viszeralem_fett bevorderen. Het is raadzaam om diëten met strikte caloriecontrole en -bewaking te vermijden, omdat deze het stressniveau kunnen verhogen en negatieve effecten op het psychisch welzijn kunnen hebben. In plaats daarvan is het verstandiger om te kiezen voor een langdurige voedingsverandering met gezonde voedingsmiddelen en de focus te leggen op genieten van eten en intuïtieve voeding. Wie bijvoorbeeld tijdens het avondeten in plaats van kant-en-klaarmaaltijden zelfgekookte maaltijden met verse ingrediënten kiest, kan niet alleen zijn stofwisseling positief beïnvloeden, maar ook het risico op stressgerelateerde eetbuien

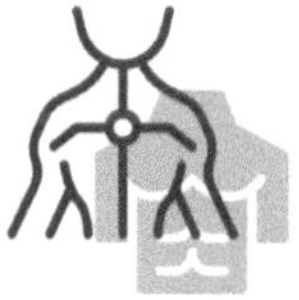

verminderen. Voldoende slaap is ook essentieel voor een goed functionerende stofwisseling. Een regelmatig slaappatroon en zeven tot acht uur slaap per nacht ondersteunen de regeneratie van het lichaam en dragen bij aan een evenwichtige hormoonhuishouding. Door de combinatie van deze maatregelen – gezonde voeding, regelmatige beweging, stressmanagement en voldoende slaap – kunnen stofwisselingsblokkades effectief worden voorkomen en de basis voor langdurig welzijn worden gelegd.

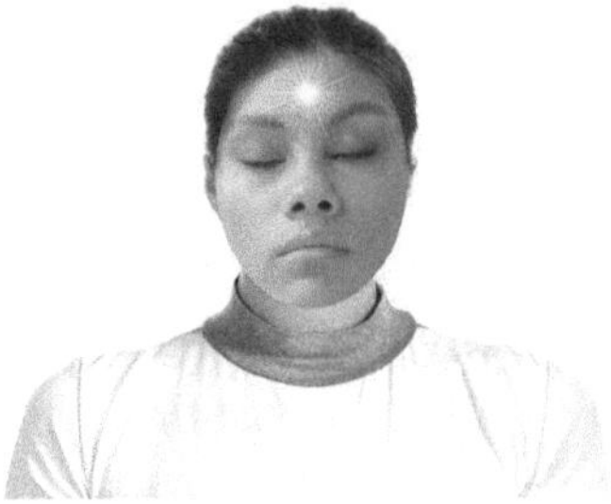

Meditatie [i41]

Effectiviteit van Preventiestrategieën voor een Metabolische Blokkade (Geen HCG)

Invloed van preventieve maatregelen op veelvoorkomende problemen met een vertraagde stofwisseling tijdens een dieet zonder HCG.

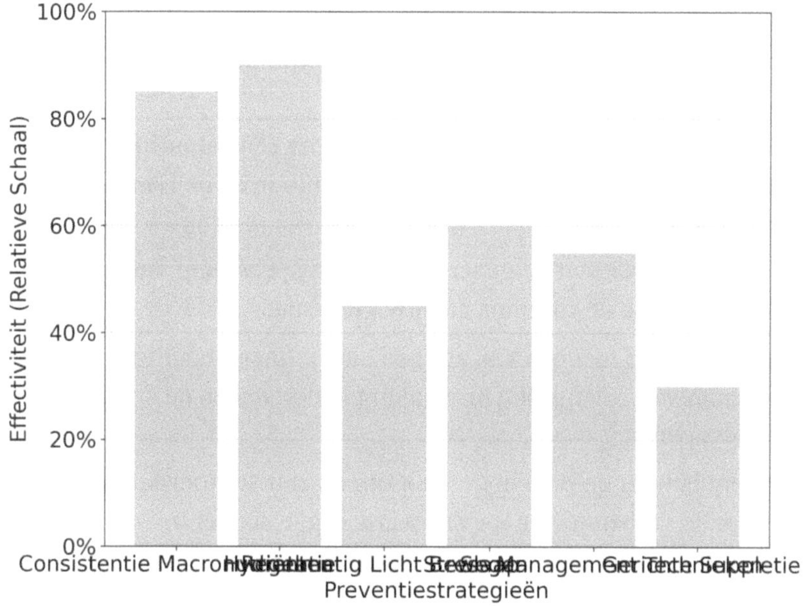

ConMac: Consistentie Macronutriënten

Hyd: Hydratatie (2+ Liter/dag)

Slaap: Slaap (7-9 uur)

GS: Gerichte Suppletie

RLB: Regelmatig Licht Bewegen

SMT: Stress Management Technieken

De grafiek laat de effectiviteit zien van verschillende strategieën om een vertraagde stofwisseling te voorkomen tijdens een dieet zonder HCG. Hydratatie en een consistente inname van macronutriënten lijken bijzonder effectief te zijn, wat suggereert dat ze een cruciale rol spelen bij het behoud van de metabolische functie. Hoewel stressmanagement en voldoende slaap positieve effecten laten zien, is hun impact minder uitgesproken. Deze gegevens benadrukken het belang van een holistische benadering van een dieet, waarbij niet alleen dieetbeperkingen, maar ook leefstijlfactoren prioriteit krijgen voor optimale metabolische prestaties.

Concrete adviezen

- Verhoog uw stofwisselingsactiviteit door afwisselend uw voeten in koud en warm water te dompelen.
- Integreer 'olie trekken' in uw ochtendroutine om uw mondholte te ontgiften en uw stofwisseling indirect te ondersteunen.
- Drink gemberwater met een scheutje citroen en honing om uw stofwisseling een boost te geven en uw immuunsysteem te versterken.
- Borstel uw lichaam voor het douchen met een natuurlijke borstel in de richting van uw hart om de bloedsomloop en de lymfestroom te bevorderen.
- Experimenteer met de geneeskracht van specerijen: voeg kaneel toe aan uw koffie of kurkuma aan uw groenten.
- Verwen uzelf met een kan zelfgemaakte groentebouillon om uw lichaam van belangrijke mineralen te voorzien en de spijsvertering te ondersteunen.
- Adem bewust en diep in de buik om de zuurstoftoevoer naar uw cellen te verbeteren en uw stofwisseling te activeren.
- Creëer rituelen die uw stofwisseling ondersteunen, zoals een ochtendwandeling of een ontspannend bad in de avond.
- Beschouw uw stofwisseling als uw persoonlijke bondgenoot en verzorg deze met aandacht en respect.

Terugblik - 4. Metabolisme-reset

Een stofwisselingsreset, zoals nagestreefd wordt door een HCG-vrije stofwisselingskuur, biedt de kans om uw lichaamsfuncties te optimaliseren en uw gezondheid duurzaam te verbeteren. Het gaat niet alleen om gewichtsverlies, maar om een holistische benadering die rekening houdt met de leverfunctie, de darmgezondheid, de celregeneratie, de hormoonhuishouding en de insulinegevoeligheid. Het succes hangt in belangrijke mate af van uw begrip van deze complexe samenhangen en uw bereidheid om uw leefgewoonten dienovereenkomstig aan te passen.

Begin met een inventarisatie van uw huidige situatie. Analyseer uw eetgewoonten, uw beweeggedrag, uw slaapritme en uw omgang met stress. Waar ziet u optimalisatiepotentieel? Een vezelrijke voeding met veel vers fruit en groenten ondersteunt zowel uw lever als uw darmen. Integreer regelmatig beweging in uw dagelijkse routine om uw insulinegevoeligheid te verbeteren en de vetverbranding te stimuleren. Zorg voor voldoende slaap om uw hormoonhuishouding te stabiliseren en hunkeringen te voorkomen. Ontspanningstechnieken zoals yoga of meditatie kunnen u helpen om stress te verminderen en zo uw cortisolniveau te verlagen.

De uitvoering van een stofwisselingsreset kan gepaard gaan met uitdagingen. Het vermijden van bepaalde voedingsmiddelen, het integreren van sport in het dagelijks leven en het vestigen van een regelmatig slaapritme vereisen discipline en planning. Wees u ervan bewust dat het een proces is dat tijd en geduld vereist. Vooral in het begin kunnen er lichte tegenslagen optreden. Laat u hierdoor niet ontmoedigen, maar concentreer u op uw langetermijndoelen. Zoek indien nodig ondersteuning. Een diëtist kan u helpen bij het opstellen van een individueel voedingsplan, een personal trainer kan u ondersteunen bij het vormgeven van uw trainingsplan.

Om op lange termijn te profiteren van de positieve effecten van een stofwisselingsreset, moet u de verworven inzichten in uw dagelijks leven integreren. Beschouw de kuur niet als een tijdelijke maatregel, maar als een kans om uw leefgewoonten duurzaam te veranderen. Let ook na afloop van de kuur op een evenwichtige voeding, regelmatige beweging, voldoende slaap en effectief stressmanagement. Zo kunt u uw stofwisselingsfuncties optimaal ondersteunen en uw welzijn vergroten.

Een stofwisselingsreset is een investering in uw gezondheid. Met de juiste kennis, de nodige discipline en een positieve instelling kunt u uw stofwisseling activeren, uw gezondheid verbeteren en zich algeheel beter voelen. Maak gebruik van de gelegenheid om uw lichaam iets goeds te doen en leg de basis voor een gezond en vitaal leven.

5. Langetermijnsucces

Hoe vaak heeft u een dieet succesvol afgerond, alleen om maanden later weer op het beginpunt te staan? De weg naar een gezond lichaamsgewicht lijkt meer op een marathon dan op een sprint - het gaat om blijvende veranderingen in plaats van kortetermijnsuccessen. Een geoptimaliseerde stofwisselingsactiviteit vormt de basis voor duurzame resultaten. De komende pagina's tonen bewezen strategieën waarmee u uw successen blijvend kunt veiligstellen. Laten we samen verkennen hoe u uw lichaam tot een efficiënte bondgenoot in de strijd tegen overbodige kilo's kunt maken.

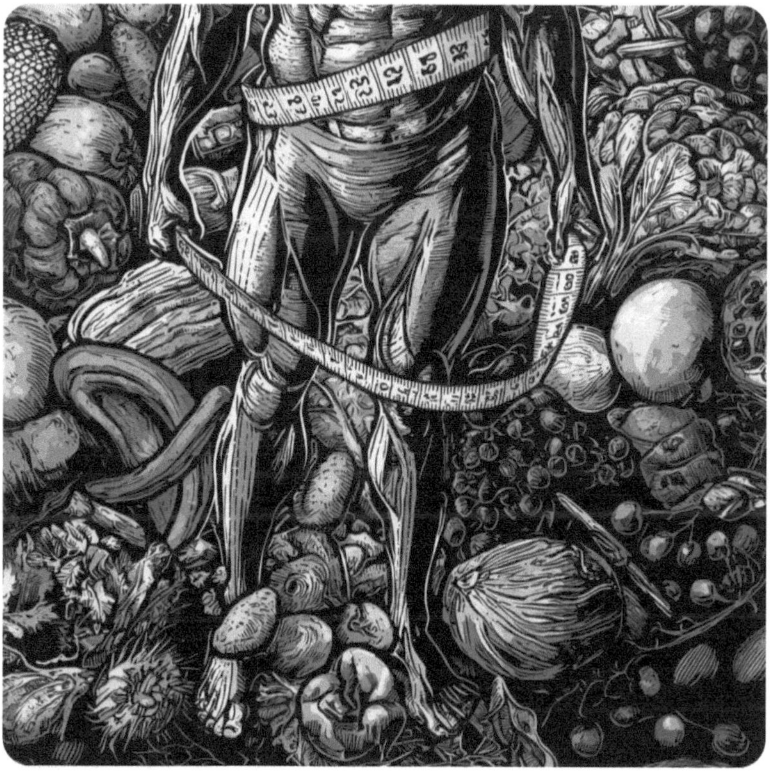

5. 1 Metabolisme-optimalisatie

Langdurig succes met afvallen vereist meer dan een kortetermijndieet. Het lichaam reageert op caloriebeperking met een verminderde energieverbruik, wat het behouden van gewicht bemoeilijkt. Deze metabolische aanpassing vereist een duurzame verandering in eet- en beweeggedrag om de vetvrije lichaamsmassa te behouden en de stofwisseling te stimuleren. Het vermogen van het lichaam om flexibel tussen verschillende energiebronnen te schakelen (metabolische flexibiliteit) speelt hierbij een cruciale rol. Een efficiënte stofwisseling die zowel glucose als vetzuren optimaal benut, is de sleutel tot blijvend gewichtsverlies en duurzame gezondheid. Ontdek in dit hoofdstuk hoe u uw stofwisseling kunt optimaliseren met gerichte strategieën en uw vetverbranding op natuurlijke wijze kunt activeren.

Duurzame stofwisselingsoptimalisatie wordt bereikt door de combinatie van aangepaste voeding, regelmatige beweging en de ontwikkeling van een flexibele stofwisselingsstatus, die het lichaam in staat stelt efficiënt tussen verschillende energiebronnen te schakelen.

Duurzame omschakeling

Een duurzame stofwisselingsoptimalisatie zonder HCG vereist duurzame veranderingen in de levensstijl. Het gaat niet alleen om kortetermijndiëten, maar om een langdurige aanpassing van voeding en beweging [s65]. Het lichaam reageert op caloriebeperking met een vermindering van het energieverbruik [s66] [s65]. Deze metabolische aanpassing beïnvloedt het langdurig behoud van gewicht, omdat het lichaam probeert energie te besparen. Om dit tegen te gaan, is het behoud van de vetvrije lichaamsmassa belangrijk, omdat deze het energieverbruik beïnvloedt [s65]. Een manier om de stofwisseling op lange termijn positief te beïnvloeden, is intermittierendes_fasten [s67]. Door de tijdsbeperking van de voedselinname wordt de metabolische flexibiliteit verhoogd en leert het lichaam vet als energiebron te gebruiken [s67]. Vergelijkbaar met een hybride auto die tussen benzine en elektriciteit wisselt, leert het lichaam efficiënter tussen verschillende energiebronnen te schakelen. De verschillende vastenmethoden, zoals tijdgebonden eten, bevorderen bovendien een gezonde circadiane ritmiek, die belangrijk is voor de stofwisselingsbalans [s67]. Intermitterend vasten kan de insulinempfindlichkeit verbeteren en het risico op metabole syndromen verlagen [s67]. Het is vaak gemakkelijker in het dagelijks leven te integreren dan strikte dieetplannen, wat de langdurige naleving bevordert [s67]. Naast voeding speelt ook het beweeggedrag een belangrijke rol [s66]. Regelmatige lichamelijke activiteit helpt het energieverbruik te verhogen en de vetvrije lichaamsmassa te behouden. Zelfs na het bereiken van het streefgewicht blijven metabolische aanpassingen bestaan, die een nieuwe gewichtstoename kunnen bemoeilijken [s66]. Deze aanhoudende veranderingen in de stofwisseling kunnen zelfs de terugkeer naar een hoger gewicht voorspellen [s66]. Hormonale veranderingen, zoals een verminderde insulinsekretion, dragen bij aan deze aanpassing [s66]. Om op lange termijn succesvol te zijn, moeten

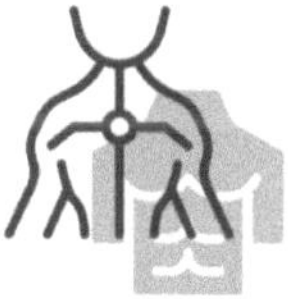

individuele behoeften en de levensstijl in overweging worden genomen [s65]. Een combinatie van caloriebeperking, regelmatige beweging en een langdurige aanpassing van de levensstijl is cruciaal voor een duurzame stofwisselingsoptimalisatie.

Goed om te weten

Metabolische aanpassing
Het lichaam past zijn stofwisseling aan veranderde omstandigheden aan, bijvoorbeeld door een verminderde calorie-inname. Dit kan leiden tot een lager energieverbruik en het gewichtsverlies bemoeilijken.

Metabolische flexibiliteit
Het vermogen van het lichaam om tussen verschillende energiebronnen, zoals koolhydraten en vetten, te schakelen. Een hogere metabolische flexibiliteit ondersteunt de gewichtscontrole en de algehele gezondheid.

Vetvrije lichaamsmassa
Verwijst naar het lichaamsgewicht zonder lichaamsvet. Een hoger percentage vetvrije lichaamsmassa, vooral spieren, verhoogt de basaalstofwisseling en ondersteunt de gewichtsregulatie.

metabolische_flexibilitaet

Metabolische flexibiliteit beschrijft het vermogen van het lichaam om efficiënt tussen verschillende energiebronnen – primair glucose en vetzuren – te schakelen, afhankelijk van beschikbaarheid en behoefte. Een metabolisme met hoge flexibiliteit kan snel en probleemloos overschakelen van koolhydraatverbranding naar vetverbranding wanneer glucose schaars is, bijvoorbeeld tijdens het vasten of bij lichamelijke inspanning. Deze aanpassingsvermogen is niet alleen relevant voor gewichtsbeheersing, maar ook voor de algemene gezondheid en prestaties. Een flexibel metabolisme kan helpen om de bloedsuikerspiegel stabiel te houden en de insulineafgifte te optimaliseren. Een star metabolisme daarentegen, dat voornamelijk op glucose als energiebron vertrouwt, kan leiden tot insulinresistenz, gewichtstoename en een verhoogd risico op stofwisselingsziekten. [s68] Kankercellen vertonen een bijzondere vorm van metabolische flexibiliteit, die hen in staat stelt zowel glucose als andere voedingsstoffen voor hun groei te gebruiken. Deze flexibiliteit bemoeilijkt de behandeling van kanker, omdat de cellen snel hun metabolisme kunnen aanpassen om therapieën te omzeilen die gericht zijn op het blokkeren van specifieke metabolische paden. [s68] Onderzoek werkt aan strategieën om deze aanpassingsvermogen van kankercellen te ondermijnen en zo nieuwe therapieën te ontwikkelen. Voor een gezond metabolisme in het dagelijks leven is het nuttig om het lichaam regelmatig de kans te geven om over te schakelen naar vetverbranding. Dit kan worden bereikt door langere perioden zonder voedselinname, zoals bij intermittierenden_fasten, of door een koolhydraatarm dieet. Door zich aan te passen aan verschillende energiebronnen traint men de metabolische flexibiliteit en bevordert men de vetverbranding. Wie bijvoorbeeld na het avondeten tot het ontbijt de volgende ochtend geen snacks eet, geeft het lichaam de kans om 's nachts meer vet te

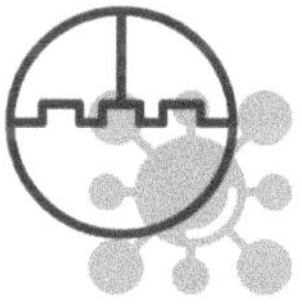

verbranden. Dit ondersteunt de gewichtsbeheersing en verbetert de stofwisselingsgezondheid.

Goed om te weten

Vetzuren

Bij een stofwisselingskuur zonder HCG dienen vetzuren als primaire energiebron. De verhoogde vetverbranding draagt bij aan gewichtsreductie.

Metabolische Flexibiliteit zonder HCG

Metabolische flexibiliteit bij verschillende macronutriëntenverhoudingen.

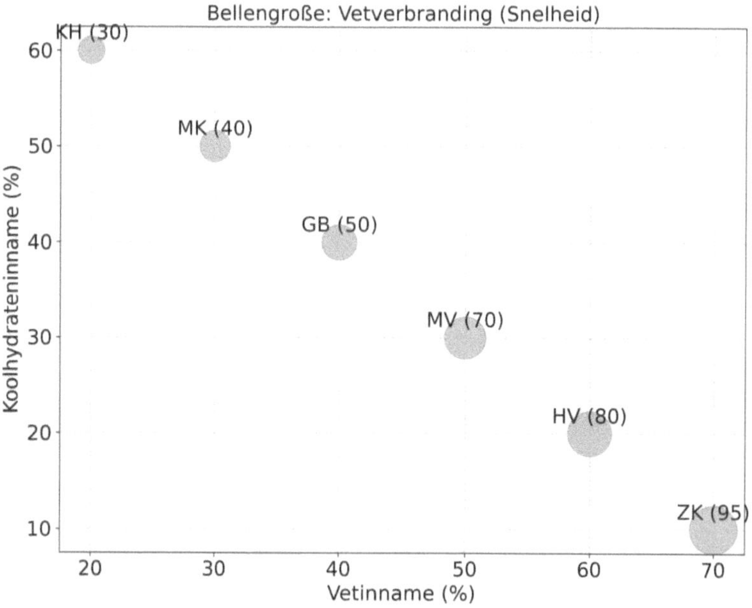

Blasengröße: Vetverbranding (Snelheid)

GB: Gebalanceerd

KH: Hoog Koolhydraten, Laag Vet

MV: Matig Vet, Laag Koolhydraten

HV: Hoog Vet, Laag Koolhydraten

MK: Matig Koolhydraten, Laag Vet

ZK: Zeer Laag Koolhydraten

Personen met een hogere koolhydrateninname hebben de neiging om een lagere vetverbrandingscapaciteit te hebben, terwijl personen met een hogere vetinname een grotere flexibiliteit vertonen. Een matige eiwitinname lijkt de metabolische flexibiliteit bij verschillende macronutriëntenverhoudingen te ondersteunen. Personen met een zeer lage koolhydrateninname en een matige vetinname lijken de hoogste metabolische flexibiliteit te hebben.

Stofwissel efficiëntie

Stofwissel efficiëntie beschrijft hoe effectief het lichaam energie uit voedingsstoffen haalt en deze voor zijn functies gebruikt. Een efficiënte stofwisseling verbruikt minder energie voor dezelfde prestatie en kan overtollige energie gemakkelijker opslaan – vaak als vet [s69]. Dit kan gewichtsverlies bemoeilijken, omdat het lichaam zuiniger omgaat met calorieën. Omgekeerd betekent een lagere efficiëntie dat er meer energie wordt verbrand, zelfs in rust. De efficiëntie van de stofwisseling wordt beïnvloed door verschillende factoren, waaronder genetische aanleg, hormonale regulatie, de samenstelling van de lichaamssamenstelling (spier-vetverhouding) en het vermogen van het lichaam om tussen verschillende brandstoffen – voornamelijk glucose en vetzuren – te schakelen [s70]. Deze flexibiliteit, bekend als metabolische_flexibilitaet, stelt een efficiënte stofwisseling in staat om snel tussen koolhydraat- en vetverbranding te schakelen, afhankelijk van de behoefte en beschikbaarheid. Een hoge insulinegevoeligheid correleert met een betere metabolische efficiëntie en een sterkere relatie tussen de verandering van de respiratoire quotiënt (RQ) en circulerende vetzuren [s70]. De RQ geeft de verhouding van verbruikte zuurstof tot geproduceerde kooldioxide aan en laat conclusies trekken over het type verbruikte energiedrager. Drink bijvoorbeeld cafeïnehoudende dranken om het rustenergieverbruik te verhogen, vooral als je getraind bent [s71]. Cafeïne verhoogt de lipidemobilisatie, mogelijk door een verhoogde epinefrine-afgifte en de daaropvolgende lipidoxidatie [s71]. Dit effect is sterker bij getrainden dan bij ongetrainden [s71]. Een andere factor die de stofwissel efficiëntie beïnvloedt, is de reactie van het lichaam op zuurstoftekort (hypoxie). De lever kan de metabolische homeostase onder kortdurende hypoxie handhaven door de ademhalingsketencapaciteit tijdelijk te verhogen en de lipidestofwisseling aan te passen [s72]. Deze aanpassingen tonen aan hoe complex en aanpasbaar de

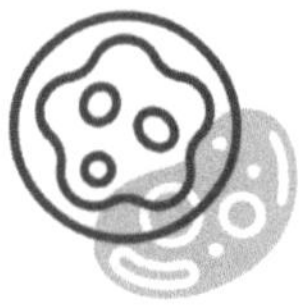

stofwisseling is om zelfs onder moeilijke omstandigheden de energievoorziening te waarborgen. Het is belangrijk te begrijpen dat een hoge stofwissel efficiëntie weliswaar gewichtsverlies kan bemoeilijken, maar niet per se negatief is. Het is een teken van een goed functionerende stofwisseling die in staat is om middelen effectief te gebruiken.

Goed om te weten

Metabolische Homeostase

Metabolische homeostase verwijst naar het vermogen van het lichaam om een stabiele interne omgeving met betrekking tot de stofwisseling te handhaven. Een stofwisselkuur zonder HCG is gericht op het ondersteunen en optimaliseren van de metabolische homeostase door het lichaam aan te moedigen vet als primaire energiebron te gebruiken en de insulinegevoeligheid te verbeteren.

Respiratoire Quotiënt (RQ)

De respiratoire quotiënt (RQ) is een maat voor de verhouding van afgegeven kooldioxide tot opgenomen zuurstof. Het geeft inzicht in welke voedingsstoffen het lichaam primair gebruikt voor energieproductie. Een RQ dicht bij 1 duidt op koolhydraatverbranding, terwijl een RQ dicht bij 0,7 vetverbranding aangeeft. In de context van een stofwisselkuur zonder HCG kan de RQ dienen als indicator voor de metabolische flexibiliteit en het succes van de voedingsverandering.

Vergelijking Metabole Efficiëntie (Zonder HCG)

Relatieve efficiëntie van verschillende metabole optimalisatiestrategieën

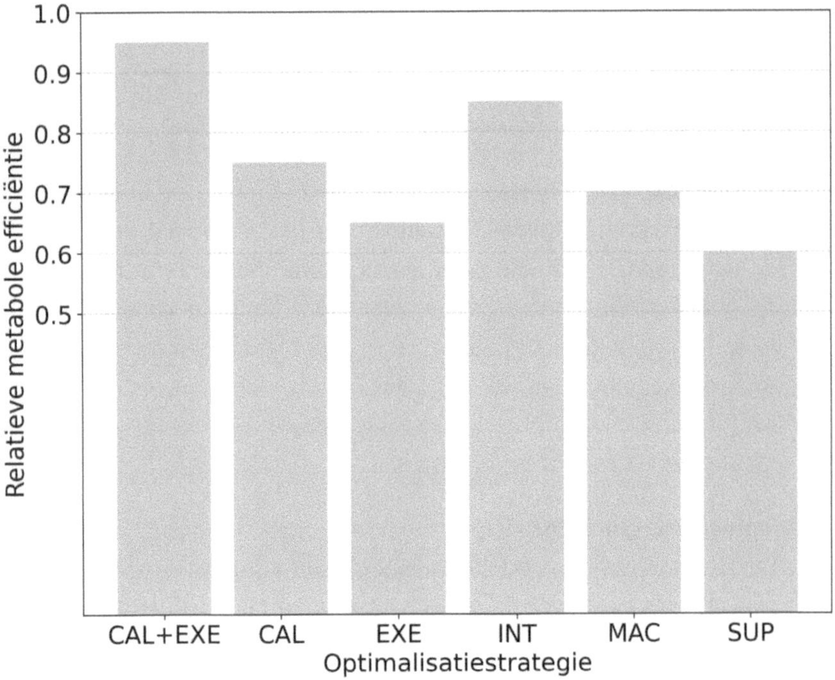

CAL: Caloriebeperking

CAL+EXE: Caloriebeperking + Beweging

EXE: Beweging

INT: Intermittent Fasting

MAC: Aanpassing Macronutriënten

SUP: Suppletie

Caloriebeperking in combinatie met beweging laat de hoogste metabole efficiëntie zien, gevolgd door intermittent fasting. Hoewel suppletie en aanpassingen van macronutriënten enige verbetering bieden, zijn ze minder effectief dan veranderingen in levensstijl. Dit suggereert dat focussen op energiebalans en fysieke activiteit essentieel zijn voor het maximaliseren van de metabole efficiëntie.

Concrete adviezen

- Verbind uw stofwisseling met positieve ervaringen: Geniet bewust van de energie na een gezonde maaltijd of de rust na een sportieve sessie.
- Stel uw stofwisseling voor als een dynamisch systeem dat u kunt beïnvloeden door aandachtige keuzes te maken.
- Oefen uw zintuiglijke waarneming voor voedsel: concentreer u op de smaak en textuur om bewuster te eten.
- Creëer een netwerk van mensen die uw stofwisselingsdoelen ondersteunen en met wie u ervaringen kunt uitwisselen.
- Ontwikkel een ritueel dat uw stofwisseling dagelijks activeert, bijvoorbeeld een ochtendademhalingsoefening of een glas citroenwater.
- Zie uitdagingen als kansen om uw stofwisseling te versterken en veerkrachtiger te maken.
- Reflecteer regelmatig op welke factoren uw stofwisseling positief beïnvloeden en welke deze remmen.
- Experimenteer met nieuwe vormen van beweging om uw stofwisseling op een speelse manier te stimuleren.
- Vier uw successen, hoe klein ze ook zijn, en versterk zo uw motivatie voor een langdurige stofwisselingoptimalisatie.
- Visualiseer uw doel van een optimaal functionerende stofwisseling en voel de positieve energie die daarvan uitgaat.
- Integreer de principes van stofwisselingoptimalisatie in alle levensgebieden, van voeding tot beweging en ontspanning.
- Ontwikkel een positieve houding ten opzichte van uw lichaam en vertrouw op zijn vermogen tot zelfregulatie.

5. 2 Gewichtsbeheer

Langdurig succes bij gewichtsmanagement vereist meer dan alleen kortetermijndiëten. Het gaat erom het lichaamsgewicht duurzaam te reguleren en tegelijkertijd de spiermassa te behouden. Dit vormt voor velen een uitdaging, aangezien stofwisseling, hormoonhuishouding en individuele behoeften een cruciale rol spelen. Het behoud van spiermassa is essentieel, omdat spieren de basale stofwisseling verhogen en de vetverbranding ondersteunen. Tegelijkertijd is het belangrijk om de stofwisseling optimaal te benutten en vetreserves effectief af te breken. Lees verder om te ontdekken hoe u door gericht gewichtsmanagement langdurig succes kunt behalen en uw gezondheid duurzaam kunt verbeteren.

Duurzaam gewichtsmanagement vereist de combinatie van een gezonde voeding, regelmatige lichaamsbeweging en de optimalisatie van stofwisselingsprocessen zoals vetverbranding en het behoud van spiermassa.

Vetverbranding

Vetverbranding, het proces waarbij opgeslagen triglyceriden worden afgebroken tot vrije vetzuren en glycerol en worden gebruikt voor energieproductie, is een complex proces dat wordt gereguleerd door de hormoonhuishouding. Een belangrijk aspect is de "metabolische schakelaar", die het lichaam van glucoseverbranding naar vetverbranding schakelt. Deze schakelaar wordt geactiveerd wanneer de glycogeenvoorraden, de primaire energiebron van het lichaam, uitgeput zijn. Dit gebeurt typisch na 12 tot 36 uur zonder voedselinname, waardoor de lipolyse, de vrijlating van vetzuren uit het vetweefsel, toeneemt [s73]. Intermittent vasten kan dit proces doelgericht benutten en de vetverbranding bevorderen. Hierbij is het belangrijk op te merken dat deze aanpak, vergelijkbaar met een continue caloriebeperking, de vetafbraak ondersteunt en tegelijkertijd het behoud van spiermassa kan bevorderen [s73]. Zo kan bijvoorbeeld een persoon die intermittent vast, door de activatie van de metabolische schakelaar, de vetverbranding verhogen zonder significante spiermassa te verliezen. Naast voeding beïnvloeden ook hormonale factoren en de algemene gezondheidstoestand de vetverbranding. Bij vrouwen met polycysteus ovarium syndroom (PCOS) is overgewicht vaak geassocieerd met stofwisselingsstoornissen en reproductieproblemen [s74]. Een gematigd gewichtsverlies van 5-10% kan al positieve effecten hebben op de menstruatiecyclus en de metabolische functies verbeteren [s74]. In het kader van een levensstijlinterventie, die naast voedingsverandering

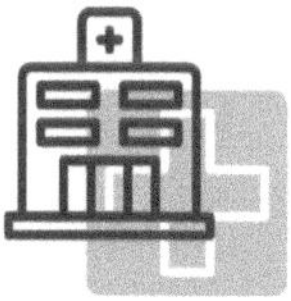

ook regelmatige lichaamsbeweging omvat, kan niet alleen de vrije androgenenindex (FAI) worden verlaagd, maar ook het lipidprofiel worden verbeterd en de insulinempfindlichkeit worden verhoogd [s75]. Deze verbeteringen helpen het risico op hart- en vaatziekten en diabetes te verminderen [s74]. Een langzame en gecontroleerde gewichtsreductie is daarbij niet alleen effectiever, maar ook gezonder. Een te snelle gewichtsafname, bijvoorbeeld meer dan 5-

10% van het lichaamsgewicht binnen 6 maanden, kan de ontwikkeling van galstenen bevorderen, vooral bij vrouwen [s76]. Een evenwichtige voeding, regelmatige lichaamsbeweging en een gezond gewichtsmanagement zijn daarom cruciaal voor optimale vetverbranding en algemeen welzijn. Door deze maatregelen te combineren, kunnen zowel metabolische als hormonale processen positief worden beïnvloed en gezondheidsrisico's worden geminimaliseerd.

Energiebronnen voor vetverbranding

Primaire energiebronnen tijdens een metabolisch dieet (geen HCG).

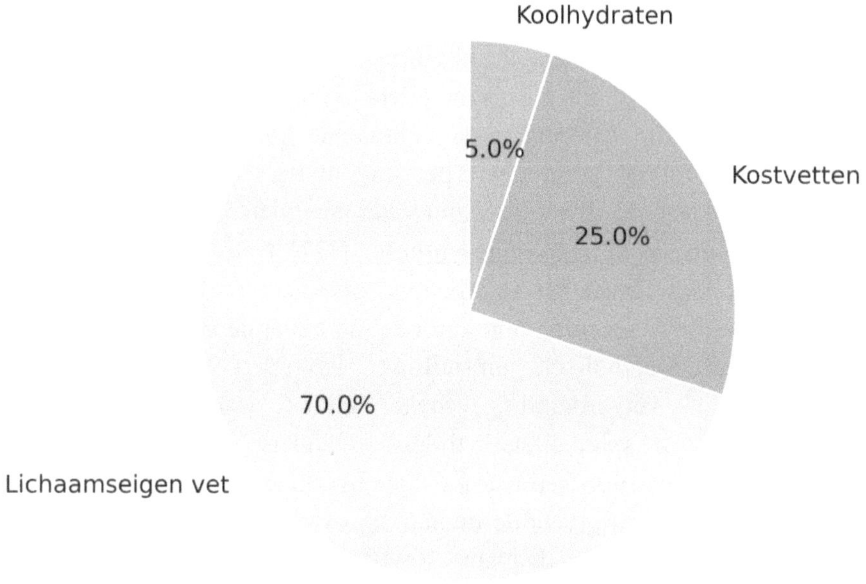

- KH: Koolhydraten
- KV: Kostvetten
- LV: Lichaamseigen vet

Deze grafiek benadrukt de afhankelijkheid van het lichaam van opgeslagen vet als primaire energiebron tijdens een metabolisch dieet zonder HCG. Hoewel voedingsvet bijdraagt, toont het aanzienlijk grotere deel van opgeslagen vet de effectiviteit van deze aanpak aan in het bevorderen van gewichtsverlies. De kleine bijdrage van koolhydraten suggereert een verminderde afhankelijkheid van suikers voor energie.

Spierbehoud

Spierbehoud is belangrijk tijdens gewichtsreductie, omdat spierweefsel meer energie verbruikt dan vetweefsel. Een hoger spierpercentage verhoogt dus de grundumsatz, wat de gewichtsbeheersing op lange termijn vergemakkelijkt. [s77] Om het verlies van spiermassa tijdens een caloriebeperkt dieet te minimaliseren, is een adequate eiwitinname essentieel. Oudere mensen hebben ongeveer 1,0 tot 1,2 gram eiwit per kilogram lichaamsgewicht per dag nodig om spiermassa te behouden. Een persoon van 70 kg heeft dus 70 tot 84 gram eiwit per dag nodig. De verdeling van de eiwitinname over de dag – idealiter over meerdere kleinere maaltijden – optimaliseert de spierproteïnesynthese. [s77] Naast eiwitinname kan intermittierendes_fasten het spierbehoud ondersteunen door het lichaam aan te moedigen vetzuren en ketonen als energiebron te gebruiken. [s78] Deze metabolische_umstellung bevordert niet alleen de vetverbranding, maar behoudt ook de functie van spiercellen tijdens langere perioden zonder voedselinname. De in de spiercellen opgeslagen triglyceride dienen als extra energiebron. [s78] Door een adequate eiwitinname te combineren met intermittent vasten kan het spierbehoud tijdens gewichtsreductie worden geoptimaliseerd en de stofwisseling positief worden beïnvloed.

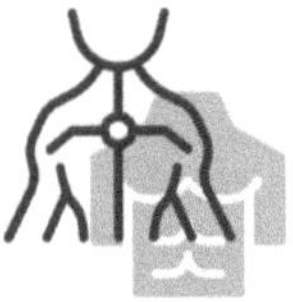

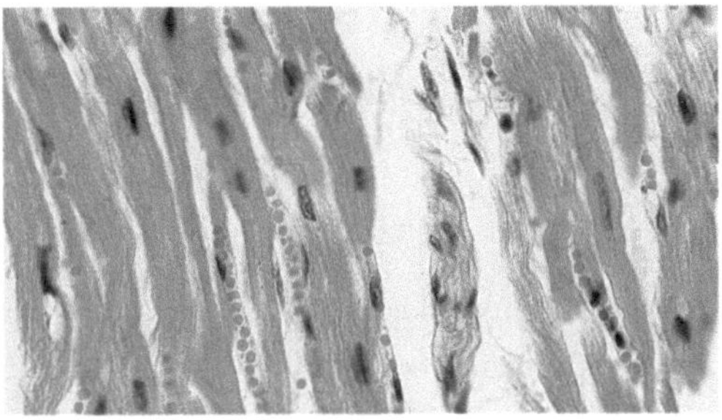

spierweefsel [i42]

Goed om te weten

Spierproteïnesynthese

De spierproteïnesynthese is het proces waarbij het lichaam nieuwe eiwitten in de spieren opbouwt. Een adequate eiwitinname en regelmatige training stimuleren dit proces. Bij een stofwisselingskuur zonder HCG is de spierproteïnesynthese belangrijk om spierafbraak tijdens gewichtsreductie te voorkomen en de spiermassa te behouden.

Stofwisseling-strategieën

Invloed op spierbehoud

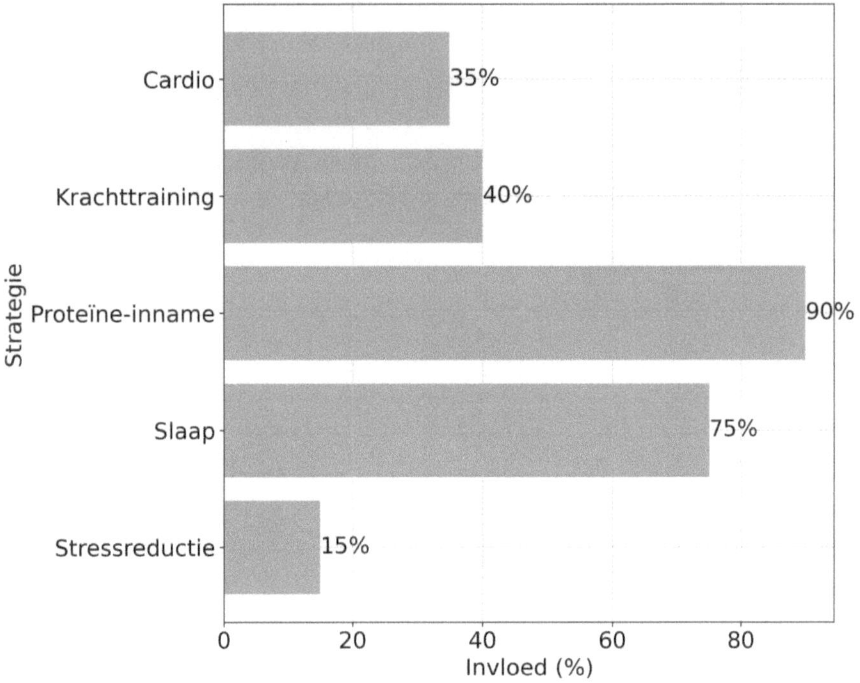

CAR: Cardiotraining
KRA: Krachttraining
PRO: Proteïne-inname
SCH: Slaap
STR: Stressreductie

Het horizontale staafdiagram visualiseert de relatieve invloed van verschillende strategieën op het behoud van spieren tijdens een metabolische kuur zonder HCG. Een hogere eiwitinname toont het sterkste effect, gevolgd door krachttraining. Voldoende slaap en stressreductie dragen ook bij, zij het in mindere mate, aan het behoud van spieren. Cardiotraining heeft de minste invloed.

Concrete adviezen

- Vind uw persoonlijke ritme voor beweging en maaltijden en houd dit consequent aan om uw lichaam in zijn natuurlijke balans te ondersteunen.
- Maak van uw maaltijden kleine kunstwerken door te experimenteren met kleuren, vormen en smaken, zodat u zowel uw zintuigen als uw stofwisseling stimuleert.
- Ontwikkel een gevoel voor de taal van uw lichaam: leer honger van eetlust te onderscheiden en reageer bewust op de signalen van uw stofwisseling.
- Creëer een oase van welzijn in uw huis, waar u kunt ontspannen en uw maaltijden in alle rust kunt genieten om de spijsvertering en stofwisseling te bevorderen.
- Beschouw uw gewichtsmanagement als een avontuur, waarbij u uw lichaam en zijn behoeften steeds beter leert kennen.
- Verander uw dagelijks leven in een bewegingslaboratorium en ontdek speels nieuwe manieren om uw stofwisseling een boost te geven, zoals dansen tijdens het koken of balanceren op weg naar uw werk.
- Laat u inspireren door de natuur en integreer de seizoenen in uw gewichtsmanagement: eet in de zomer lichte, verkoelende gerechten en verwarmende, voedzame maaltijden in de winter.
- Vier kleine successen op uw weg naar uw streefgewicht met een ritueel dat u vreugde brengt, zoals een ontspannend bad of een goed boek.
- Beschouw tegenslagen als waardevolle lessen en gebruik ze om uw strategieën aan te passen en uw doelen op de lange termijn te bereiken.
- Omring uzelf met mensen die u ondersteunen in uw gewichtsmanagement en u positieve energie geven.
- Ontwikkel een innerlijke kracht en zelfvertrouwen dat onafhankelijk is van uw gewicht en u helpt uw doelen met volharding na te streven.

5. 3 Levensstijlaanpassing

Langdurig succes bij de stofwisselingskuur vereist duurzame veranderingen in de levensstijl. Slaap, stressmanagement en gedrags patronen beïnvloeden hormonen, stofwisselingsprocessen en uiteindelijk het succes van uw inspanningen. Deze factoren kunnen leiden tot gewichtstoename, hunkering en stofwisselingsproblemen als ze niet in balans zijn. Een succesvolle omschakeling vereist blijvende veranderingen en de integratie van nieuwe gewoonten in het dagelijks leven. Dit stelt velen voor uitdagingen, maar biedt tegelijkertijd de kans op meer energie, betere gezondheid en verhoogd welzijn. Klaar om uw stofwisseling en uw leven op de lange termijn positief te beïnvloeden? Lees verder en ontdek hoe u deze belangrijke factoren kunt optimaliseren.

> *Duurzaam succes bij het veranderen van de levensstijl en gewichtsregulatie is gebaseerd op de combinatie van voldoende slaap, stressmanagement en het vestigen van nieuwe gewoonten door intrinsieke motivatie, realistische doelen en sociale ondersteuning.*

Slaapoptimalisatie

Slaap is essentieel voor een goed functionerende stofwisseling. Het beïnvloedt hormonen en stofwisselingsprocessen die cruciaal zijn voor gewichtsregulatie en algemene gezondheid [s79]. Een verstoring van deze processen kan leiden tot verschillende problemen, zoals obesitas, diabetes en insulineresistentie [s79]. De hormonen Leptine en ghrelin, die de eetlust reguleren, worden direct beïnvloed door slaaptekort. Leptine signaleert de hersenen dat er verzadiging is, terwijl Ghreline de honger stimuleert. Te weinig slaap kan het leptine-niveau verlagen en het ghreline-niveau verhogen, wat leidt tot een verhoogd hongergevoel en een hogere calorie-inname. Dit hormonale onevenwicht kan gewichtstoename en stofwisselingsproblemen bevorderen. Wie bijvoorbeeld 's nachts slechts enkele uren slaapt, kan overdag hunkeren naar calorierijke voedingsmiddelen. Een regelmatig slaappatroon ondersteunt de natuurlijke hormoonproductie en helpt om hunkeringen te vermijden. Naast leptine en ghreline beïnvloedt slaap ook het cortisolniveau. Cortisol is een stresshormoon dat in verhoogde hoeveelheden kan leiden tot een verhoogde opslag van buikvet. Chronisch slaaptekort verhoogt het cortisolniveau, wat op lange termijn negatieve gevolgen kan hebben voor de stofwisseling en het gewicht. De slaapkwaliteit heeft ook invloed op de glucosetolerantie, oftewel het vermogen van het lichaam om suiker uit het bloed naar de cellen te transporteren. Slaapstoornissen kunnen de glucosetolerantie beïnvloeden en het risico op type 2 diabetes verhogen. Vooral de diepe slaap, ook bekend als Slow-Wave-Sleep, is belangrijk voor de

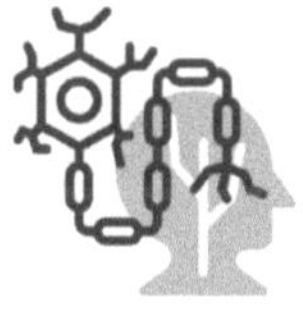

glucosehomeostase, oftewel het handhaven van een stabiele bloedsuikerspiegel [s79]. Ook de circadianen_rhythmen, onze interne biologische klok, zijn nauw verbonden met slaap en stofwisseling [s79]. Deze ritmes reguleren verschillende lichaamsfuncties, waaronder hormoonproductie en stofwisseling. Vervangende diensten of onregelmatige slaaptijden kunnen de circadiane ritmes verstoren en de productie van melatonine en cortisol beïnvloeden [s79]. Melatonine is een hormoon dat de slaap-waakcyclus reguleert. Een verstoord melatonineritme kan leiden tot slaapproblemen en stofwisselingsstoornissen. Om de negatieve effecten te minimaliseren, is het nuttig om, zelfs bij ploegendiensten, een zo regelmatig mogelijk slaappatroon aan te houden en de slaaphygiëne te optimaliseren. Dit betekent het creëren van een donkere en rustige slaapomgeving, het vermijden van cafeïne en alcohol voor het slapengaan, en het aanhouden van regelmatige bedtijden. Deze maatregelen kunnen helpen om de natuurlijke circadiane ritmes te ondersteunen en de stofwisseling positief te beïnvloeden.

Glucosetolerantie

De glucosetolerantie beschrijft hoe goed het lichaam suiker uit het bloed naar de cellen kan transporteren. Een verbeterde glucosetolerantie is een belangrijk doel tijdens een stofwisselingskuur zonder HCG, omdat het helpt om de bloedsuikerspiegel stabiel te houden en het risico op insulineresistentie en diabetes te verlagen. Regelmatige lichaamsbeweging en een uitgebalanceerd dieet bevorderen de glucosetolerantie.

Slaaphygiëne

Slaaphygiëne omvat alle maatregelen die bijdragen aan een gezonde en herstellende slaap. Een goede slaaphygiëne, zoals een regelmatig slaappatroon en een optimale slaapomgeving, is tijdens een stofwisselingskuur zonder HCG bijzonder belangrijk om de stofwisseling te ondersteunen en gewichtsverlies te bevorderen.

Slow-Wave-Sleep

Slow-Wave-Sleep, ook wel diepe slaap genoemd, is de belangrijkste slaapfase voor lichamelijke regeneratie en hormoonproductie. Voldoende diepe slaap tijdens een stofwisselingskuur zonder HCG ondersteunt de natuurlijke hormonale balans die cruciaal is voor een gezonde stofwisseling en succesvolle gewichtsregulatie.

Slaap optimalisatie voor metabole balans

Ideale slaapfase verdeling voor metabole gezondheid.

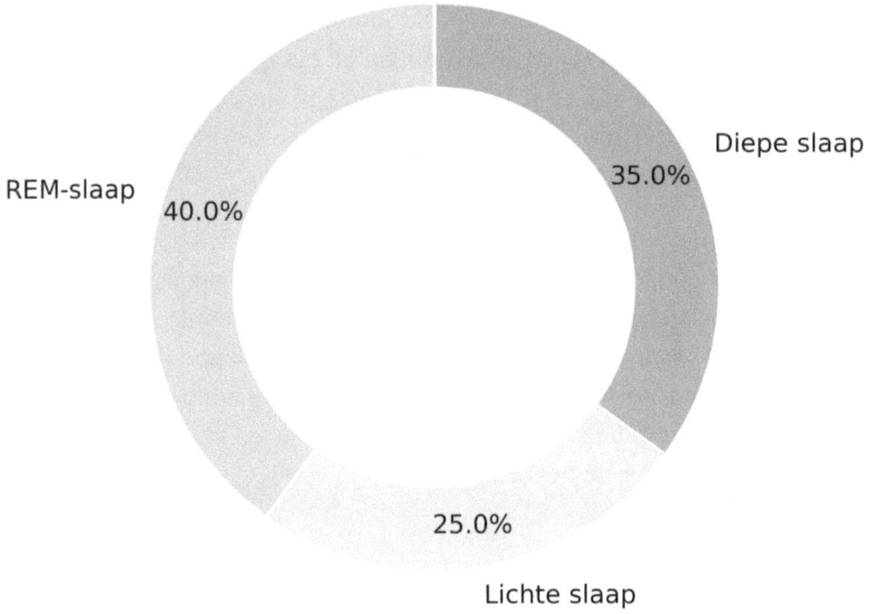

- DIE: Diepe slaap
- LIC: Lichte slaap
- REM: REM-slaap

Het prioriteren van diepe slaap en REM-slaap is cruciaal voor de metabole functie en hormoonregulatie. Hoewel lichte slaap belangrijk is voor de overgang tussen fasen, zorgt een aanzienlijk deel van diepe slaap en REM-slaap voor herstellende rust en optimale metabole processen. Deze verdeling weerspiegelt een nadruk op deze kritieke slaapfasen voor een verbeterde metabole gezondheid tijdens een niet-HCG metabolisch programma.

Stressreductie

Stress beïnvloedt niet alleen het emotionele welzijn, maar ook de hormonale balans en de stofwisselingsprocessen. [s80] Chronische stress kan leiden tot verhoogde cortisol-afgifte, wat de eetlust en vetstofwisseling beïnvloedt en gewichtstoename, vooral in de buikregio, bevordert. [s80] Ook emotioneel eten, waarbij voedsel wordt gebruikt om met stress om te gaan, kan de gewichtsregulatie bemoeilijken. [s80] Daarom zijn strategieën voor stressreductie belangrijk tijdens een stofwisselingskuur. Onder andere mindfulness-training kan helpen om ongunstige denk- en gedrags patronen in verband met eten te herkennen en te veranderen. [s80] Door bewust te zijn van gevoelens en lichaams signalen leert u anders op stress te reageren in plaats van te eten. Mindfulness-oefeningen, zoals gefocuste aandacht op de ademhaling of een body-scan meditatie, kunnen in het dagelijks leven worden geïntegreerd. De combinatie van mindfulness met andere maatregelen van de stofwisselingskuur kan de effectiviteit verder verhogen. [s80] Naast mindfulness zijn beweging en ontspanningstechnieken zoals yoga, progressieve spierontspanning of autogenes_training nuttig om stress te verminderen en het algemene welzijn te verbeteren. [s81] Integreer regelmatige bewegingssessies en ontspanningsmomenten in uw dagelijks leven. Zo kunt u stress verminderen en uw stofwisselingskuur positief ondersteunen. [s82] Ontspanning heeft een positieve invloed op het cortisolniveau en de slaapkwaliteit, wat op zijn beurt de stofwisseling en de gewichtsregulatie bevordert. [s82]

Goed om te weten

Cortisol

Cortisol is een levensbelangrijk hormoon dat een belangrijke rol speelt bij de stofwisselingskuur zonder HCG. Een langdurig verhoogd cortisolniveau kan de stofwisseling negatief beïnvloeden en het gewichtsverlies bemoeilijken. Daarom is stressmanagement een belangrijk onderdeel van de levensstijlverandering.

Mindfulness-training

Mindfulness-training helpt om eetgewoonten bewuster waar te nemen en te veranderen. Het ondersteunt bij het omgaan met emotioneel eten en het vermijden van hunkeringen, wat de gewichtsregulatie tijdens de stofwisselingskuur bevordert.

Progressieve spierontspanning

Bij progressieve spierontspanning worden verschillende spiergroepen achtereenvolgens aangespannen en weer ontspannen. Deze techniek helpt om lichamelijke spanning te verlichten die door stress kan ontstaan. Een ontspannen lichaamstoestand heeft een positieve invloed op de stofwisseling en de hormonale balans.

Effectiviteit van stressverminderingstechnieken

Vergelijking van stressverminderingsmethoden

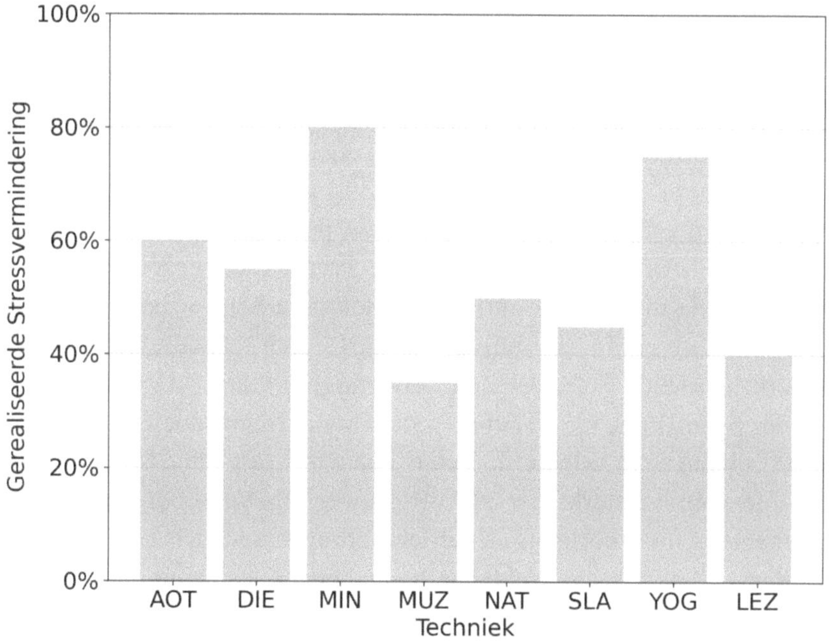

AOT: Ademhalingsoefeningen

DIE: Gezonde voeding

LEZ: Lezen

MIN: Mindfulness

MUZ: Muziek

NAT: Tijd in de natuur

SLA: Voldoende slaap

YOG: Yoga

Deze grafiek laat de verschillende effectiviteit van verschillende stressverminderingstechnieken zien. Mindfulness en yoga laten de hoogste potentie voor stressvermindering zien, wat suggereert dat ze bijzonder gunstig kunnen zijn voor mensen die op zoek zijn naar significante stressverlichting. Hoewel technieken zoals diepe ademhaling en tijd doorbrengen in de natuur matige stressvermindering bieden, kunnen ze nog steeds waardevolle hulpmiddelen zijn. Het is belangrijk om te onthouden dat individuele reacties op stressverminderingstechnieken variëren, en het vinden van de juiste combinatie is de sleutel tot effectief stressmanagement.

Gedragsverandering

Gedragsverandering is de sleutel tot een duurzame levensstijlaanpassing en dus ook voor het succes van een stofwisselingskuur zonder HCG. Het gaat niet alleen om tijdelijke veranderingen in voeding en bewegingspatronen, maar om het vestigen van nieuwe gewoonten die op lange termijn leiden tot een gezondere levensstijl. Een belangrijk aspect is de motivatie. Deze moet intrinsiek zijn, dus uit eigen drijfveren komen, om duurzaam effect te hebben. Vind uw persoonlijke redenen voor de verandering – of het nu meer energie, verbeterde gezondheid of een verhoogd welzijn is. Deze intrinsieke motivatie helpt u ook in moeilijke tijden gemotiveerd te blijven. [s83] Een ander punt is de zelfwerkzaamheid, oftewel de overtuiging dat u de gewenste veranderingen kunt doorvoeren. Stel realistische doelen en verdeel grotere plannen in kleinere, beter haalbare stappen. Elke succesvol voltooide stap versterkt uw zelfvertrouwen en verhoogt de motivatie. Documenteer uw voortgang – een ernaehrungstagebuch of een app kan u helpen uw successen zichtbaar te maken en uw weg te volgen. De integratie van de nieuwe gedragingen in het dagelijks leven is cruciaal voor langdurig succes. Koppel nieuwe gewoonten aan al bestaande routines. Als u bijvoorbeeld elke ochtend na het opstaan een glas water drinkt, kunt u direct daarna uw nieuwe oefeningen vijf minuten uitvoeren. Zo verankert u de nieuwe activiteit stevig in uw dagelijkse routine. Sociale steun van familie en vrienden kan ook de motivatie versterken en het veranderingsproces vergemakkelijken. Zoek bondgenoten die u ondersteunen en met wie u uw ervaringen kunt delen. Ook de uitwisseling met anderen die vergelijkbare doelen nastreven, biedt waardevolle motivatie en ondersteuning. Schroom niet om professionele hulp in te schakelen als u het gevoel heeft dat u alleen niet verder komt. Een voedingsdeskundige of coach kan u individuele strategieën aanreiken en u op uw weg begeleiden. Een langdurige

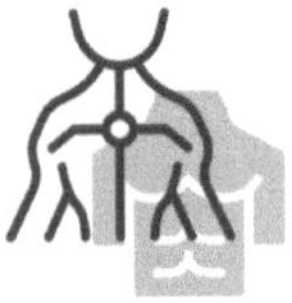

voedingsverandering leidt tot een verbetering van de lichaamssamenstelling, ondersteunt gewichtsreductie en optimaliseert stofwisselingsprocessen. [s84] Het is nuttig om je te concentreren op de positieve aspecten van de verandering en jezelf regelmatig te belonen voor de behaalde successen. Zo blijft de motivatie op lange termijn behouden.

Metabolische Verandering en Levensstijl

Succes, duurzaamheid en tijdsinvestering in veranderingen in levensstijl gerelateerd aan metabolische gezondheid.

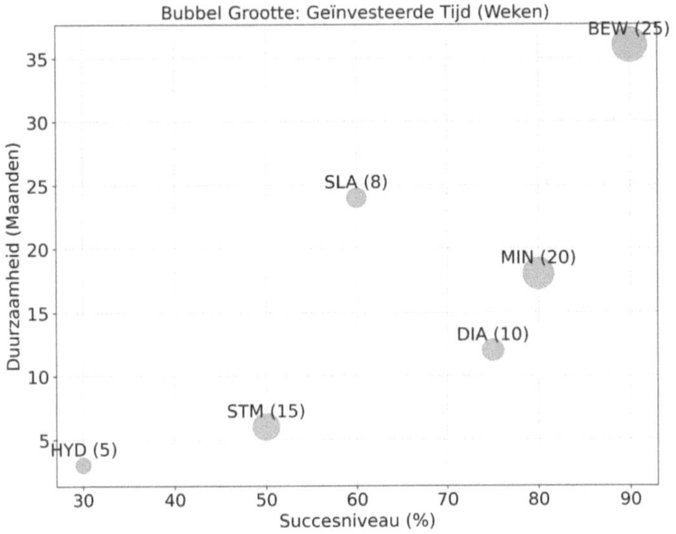

Blasengröße: Geïnvesteerde Tijd (Weken)

BEW: Bewegingsprogramma

HYD: Hydratatieverhoging

SLA: Slaapverbetering

DIA: Dieetwijzigingen

MIN: Mindfulnessoefening

STM: Stressmanagement

De grafiek geeft een verband aan tussen geïnvesteerde tijd en succes. Een hogere tijdsinvestering leidt over het algemeen tot meer succes. Duurzaamheid hangt echter niet altijd samen met succes of tijd, wat suggereert dat zelfs succesvolle veranderingen mogelijk niet op lange termijn worden volgehouden. Sommige zeer succesvolle veranderingen vereisen minder tijd, wat duidt op efficiënte strategieën. Degenen met minder succes ondanks een hoge tijdsinvestering vereisen mogelijk andere benaderingen.

Concrete adviezen

- Koppel nieuwe gewoonten aan positieve emoties om ze op de lange termijn te verankeren.
- Creëer vaste ankerpunten in je dagelijkse routine die je nieuwe gewoonten ondersteunen, zoals een wandeling na de lunch.
- Maak gebruik van de kracht van muziek: stel afspeellijsten samen voor verschillende activiteiten, zoals een motiverende afspeellijst voor je training of een ontspannende afspeellijst voor je rustmomenten.
- Integreer je nieuwe gewoonten in je sociale omgeving: maak afspraken met vrienden om samen gezonde maaltijden te koken of te sporten.
- Beloon jezelf regelmatig voor behaalde mijlpalen, maar kies beloningen die je langdurige succes ondersteunen, zoals een nieuw kookboek of een wellnessdag.
- Reflecteer op je vooruitgang en tegenslagen en leer van beide: wat werkte goed, wat kun je verbeteren?
- Visualiseer je toekomstige zelf met de succesvol geïntegreerde levensstijlveranderingen en voel de positieve energie die dit beeld in je oproept.
- Ontwikkel een positieve foutencultuur: zie tegenslagen niet als falen, maar als een kans om je strategieën aan te passen en sterker door te gaan.
- Creëer een inspirerende omgeving: hang motiverende afbeeldingen of citaten op die je aan je doelen herinneren.
- Verander je dagelijks leven in een spel: stel kleine uitdagingen voor jezelf en beloon jezelf voor het behalen ervan.
- Vind je persoonlijke ritme en respecteer je individuele behoeften: wat de één helpt, hoeft de ander niet te helpen.

Terugblik - 5. Langetermijnsucces

Langdurig succes bij het optimaliseren van de stofwisseling, vooral in de context van een HCG-vrije stofwisselingskuur, is gebaseerd op een holistische benadering die veel verder gaat dan kortetermijn dieetplannen. Het gaat erom uw levensstijl duurzaam te veranderen en een diepgaand begrip te ontwikkelen van de complexe samenhangen tussen voeding, beweging, slaap, stressmanagement en uw stofwisseling. Het lichaam reageert op caloriebeperking met gewichtsverlies, maar tegelijkertijd past het zijn energieverbruik aan om energie te besparen. Deze metabolische aanpassing kan het langdurig behoud van gewicht bemoeilijken. Om dit effect tegen te gaan, moet u niet alleen letten op een evenwichtige caloriebeperking, maar ook het behoud van uw spiermassa prioriteren. Spierweefsel verbruikt meer energie dan vetweefsel en draagt zo bij aan een hogere basaalstofwisseling. Een adequate eiwitinname, idealiter verspreid over de dag, is essentieel, vooral voor oudere mensen.

Naast voeding speelt metabolische flexibiliteit een cruciale rol in uw langdurige succes. Dit beschrijft het vermogen van uw lichaam om efficiënt tussen verschillende energiebronnen – voornamelijk glucose en vetzuren – te schakelen. Een flexibele stofwisseling kan moeiteloos overschakelen van koolhydraat- naar vetverbranding wanneer glucose schaars is, bijvoorbeeld tijdens het vasten of bij lichamelijke activiteit. Om uw

Gratis extra aanbiedingen gepland

We zijn verheugd u in de toekomst gratis aanvullende materialen voor dit boek te kunnen aanbieden:

- Een exclusief bonushoofdstuk met extra inhoud
- Een compacte samenvatting van het hele boek in PDF-formaat
- Een hoorspelversie (In Planning)

De publicatie van deze materialen staat gepland voor 2025.
U bent van harte welkom om onze website vandaag al te bezoeken. Zodra onze nieuwsbriefservice start (verwacht in 2025), kunt u zich daar registreren voor updates en mist u geen nieuws over de gratis extra aanbiedingen.

www.SaageBooks.com/nl/
stofwisselingskuur_zonder_hcg-bonus-SCOSHW

Beste lezers,

Wij voelen ons zeer vereerd dat u de tijd heeft genomen om ons boek van begin tot eind te lezen. Het is onze grootste wens om u waardevolle inzichten en praktische begeleiding te bieden. Uw vertrouwen in ons werk betekent veel voor ons. Wij hopen dat het lezen verrijkend voor u was. Als u vragen of suggesties heeft, neem dan gerust contact met ons op via onze website.

Als u dit boek heeft gewaardeerd, zouden wij een eerlijke recensie zeer op prijs stellen. U kunt uw eerlijke beoordeling eenvoudig achterlaten op het verkoopplatform waar u het boek heeft gekocht.
Bedankt voor uw steun!

Bendis Saage

Saage Media GmbH - Team

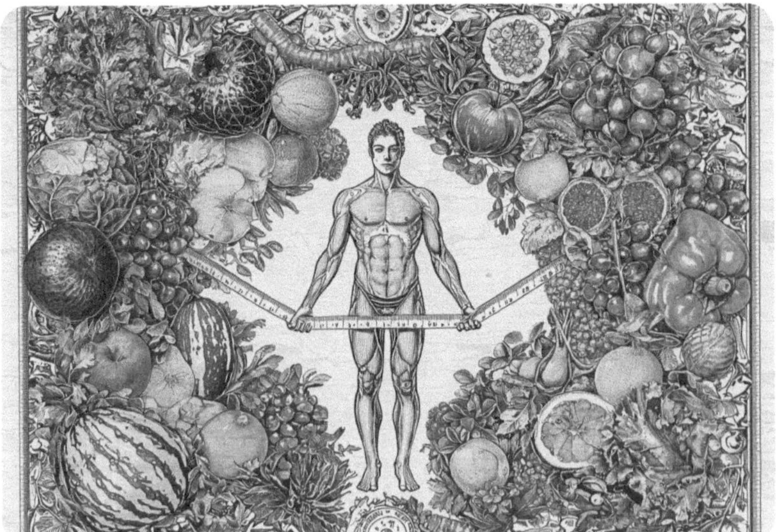

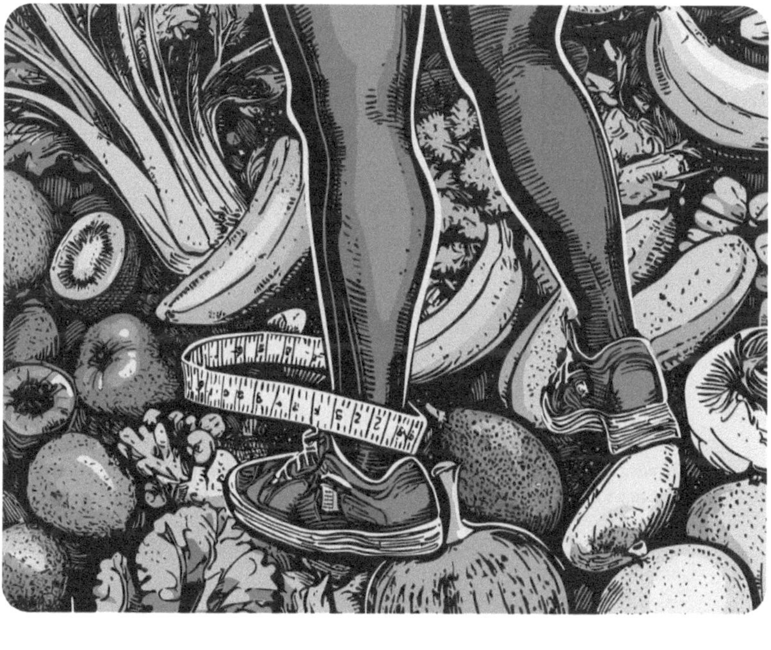

Bronnen

Onze oprechte dank gaat uit naar alle auteurs van de geciteerde wetenschappelijke en niet-wetenschappelijke bronnen, de beheerders van de gerefereerde websites en de makers van de gebruikte afbeeldingen, grafieken en studies, wier waardevolle werk heeft bijgedragen aan de totstandkoming van dit boek.
Voor meer informatie raden wij u aan de bronwebsites te bezoeken.
Als u mapping fouten of andere inconsistenties ontdekt, neem dan contact met ons op.

Alle bronnen zijn voor het laatst geraadpleegd op: 2025-02-11

[s1] - https://pmc.ncbi.nlm.nih.gov/articles/PMC4324360/

Auteur:	Takara L Stanley, Steven K Grinspoon	**Titel:**	Effects of Growth Hormone Releasing Hormone on Visceral Fat, Metabolic and Cardiovascular Indices in Human Studies
door:	Massachusetts General Hospital and Harvard Medical School	**DOI:**	10.1016/j.ghir.2014.12.005
Datum:	2014 Dec 20	**Website:**	PubMed Central (PMC)
Uitgever:	Growth hormone & IGF research : official journal of the Growth Hormone Research Society and the International IGF Research Society		

[s2] - https://pmc.ncbi.nlm.nih.gov/articles/PMC9387720/

Auteur:	Matti L Gild, Mark Stuart, Roderick J Clifton-Bligh, Audrey Kinahan, David J Handelsman	**Titel:**	Thyroid Hormone Abuse in Elite Sports: The Regulatory Challenge
DOI:	10.1210/clinem/dgac223	**Datum:**	2022 Apr 19
Website:	PubMed Central (PMC)	**Uitgever:**	The Journal of Clinical Endocrinology and Metabolism

[s3] - https://pmc.ncbi.nlm.nih.gov/articles/PMC5783752/

Auteur:	Stephen D Anton, Keelin Moehl, William T Donahoo, Krisztina Marosi, Stephanie Lee, Arch G Mainous, III, Christiaan Leeuwenburgh, Mark P Mattson	**Titel:**	Flipping the Metabolic Switch: Understanding and Applying Health Benefits of Fasting
door:	National Center for Biotechnology Information (NCBI)	**DOI:**	10.1002/oby.22065
Datum:	2017 Oct 31	**Website:**	PubMed Central (PMC)
Uitgever:	Obesity (Silver Spring, Md.)		

[s4] - https://pmc.ncbi.nlm.nih.gov/articles/PMC9036397/

Auteur:	Jasper Most, Leanne Maree Redman	**Titel:**	Impact of calorie restriction on energy metabolism in humans
door:	Pennington Biomedical Research Center, Nutrition and Movement Sciences, Maastricht University Medical Center	**DOI:**	10.1016/j.exger.2020.110875
Datum:	2020 Feb 11	**Website:**	PubMed Central (PMC)
Uitgever:	Experimental gerontology		

[s5] - https://pmc.ncbi.nlm.nih.gov/articles/PMC4516560/

Auteur:	Ruth E Patterson, Gail A Laughlin, Dorothy D Sears, Andrea Z LaCroix, Catherine Marinac, Linda C Gallo, Sheri J Hartman, Loki Natarajan, Carolyn M Senger, María Elena Martí nez, Adriana Villaseñor	**Titel:**	INTERMITTENT FASTING AND HUMAN METABOLIC HEALTH
door:	Moores UCSD Cancer Center, University of California, San Diego	**DOI:**	10.1016/j.jand.2015.02.018
Datum:	2015 Apr 6	**Website:**	PubMed Central (PMC)

[s6] - https://pmc.ncbi.nlm.nih.gov/articles/PMC7589116/

Auteur:	Thomas M Barber, Stefan Kabisch, Andreas F H Pfeiffer, Martin O Weickert	**Titel:**	The Health Benefits of Dietary Fibre
DOI:	10.3390/nu12103209	**Datum:**	2020 Oct 21
Website:	PubMed Central (PMC)	**Uitgever:**	Nutrients

[s7] - https://pmc.ncbi.nlm.nih.gov/articles/PMC5783752/

Auteur:	Stephen D Anton, Keelin Moehl, William T Donahoo, Krisztina Marosi, Stephanie Lee, Arch G Mainous, III, Christiaan Leeuwenburgh, Mark P Mattson	**Titel:**	Flipping the Metabolic Switch: Understanding and Applying Health Benefits of Fasting
DOI:	10.1002/oby.22065	**Datum:**	2017 Oct 31
Website:	PubMed Central (PMC)		

[s8] - https://pmc.ncbi.nlm.nih.gov/articles/PMC8871334/

Auteur:	Abdullah Alfaifi, Salem Bahashwan, Mohammed Alsaadi, Hafiz Malhan, Aqeel Aqeel, Waiel Al-Kahiry, Hussein Almehdar, Ishtiaq Qadri	**Titel:**	Metabolic Biomarkers in B-Cell Lymphomas for Early Diagnosis and Prediction, as Well as Their Influence on Prognosis and Treatment
door:	King AbdulAziz University; Fayfa General Hospital, Ministry of Health; Prince Mohammed Bin Nasser Hospital, Ministry of Health	**DOI:**	10.3390/diagnostics12020394
Datum:	2022 Feb 3	**Website:**	PubMed Central (PMC)
Uitgever:	Diagnostics		

[s9] - https://pmc.ncbi.nlm.nih.gov/articles/PMC10200802/

Auteur:	Shanze Chen, Abdullah FUH Saeed, Quan Liu, Qiong Jiang, Haizhao Xu, Gary Guishan Xiao, Lang Rao, Yanhong Duo	**Titel:**	Macrophages in immunoregulation and therapeutics
DOI:	10.1038/s41392-023-01452-1	**Datum:**	2023 May 22
Website:	PubMed Central (PMC)	**Uitgever:**	Nature Publishing Group

[s10] - https://www.ncbi.nlm.nih.gov/books/NBK500006/

Auteur:	Muhammad A. Shahid, Muhammad A. Ashraf, Sandeep Sharma	**Titel:**	Physiology, Thyroid Hormone
door:	StatPearls Publishing	**Datum:**	2023/06/05
Website:	NCBI Bookshelf	**Uitgever:**	StatPearls Publishing

[s11] - https://pmc.ncbi.nlm.nih.gov/articles/PMC5783752/

Auteur:	Stephen D Anton, Keelin Moehl, William T Donahoo, Krisztina Marosi, Stephanie Lee, Arch G Mainous, III, Christiaan Leeuwenburgh, Mark P Mattson	**Titel:**	Flipping the Metabolic Switch: Understanding and Applying Health Benefits of Fasting
door:	University of Florida; National Institute on Aging Intramural Research Program; Johns Hopkins University School of Medicine	**DOI:**	10.1002/oby.22065
Datum:	2017 Oct 31	**Website:**	PubMed Central (PMC)

[s12] - https://pmc.ncbi.nlm.nih.gov/articles/PMC8471656/

Auteur:	Andreas Pinter, Peter Schwarz, Sascha Gerdes, Jan C Simon, Anja Saalbach, James Rush, Nima Melzer, Thomas Kramps, Benjamin Häberle, Maximilian Reinhardt	**Titel:**	Biologic Treatment in Combination with Lifestyle Intervention in Moderate to Severe Plaque Psoriasis and Concomitant Metabolic Syndrome: Rationale and Methodology of the METABOLyx Randomized Controlled Clinical Trial
DOI:	10.3390/nu13093015	**Datum:**	2021 Aug 29
Website:	PubMed Central (PMC)	**Uitgever:**	Nutrients

[s13] - https://www.ncbi.nlm.nih.gov/books/NBK500006/

Auteur:	Muhammad A. Shahid, Muhammad A. Ashraf, Sandeep Sharma	**Titel:**	Physiology, Thyroid Hormone
door:	StatPearls Publishing	**Datum:**	2023/06/05
Website:	NCBI Bookshelf	**Uitgever:**	StatPearls Publishing

[s14] - https://pmc.ncbi.nlm.nih.gov/articles/PMC5783752/

Auteur:	Stephen D Anton, Keelin Moehl, William T Donahoo, Krisztina Marosi, Stephanie Lee, Arch G Mainous, III, Christiaan Leeuwenburgh, Mark P Mattson	**Titel:**	Flipping the Metabolic Switch: Understanding and Applying Health Benefits of Fasting
door:	National Center for Biotechnology Information (NCBI)	**DOI:**	10.1002/oby.22065
Datum:	2017 Oct 31	**Website:**	PubMed Central (PMC)
Uitgever:	Obesity (Silver Spring, Md.)		

[s15] - https://pmc.ncbi.nlm.nih.gov/articles/PMC9227827/

Auteur:	Magda Correia, Francisco Santos, Rita da Silva Ferreira, Rita Ferreira, Bruno Bernardes de Jesus, Sandrina Nó brega-Pereira	**Titel:**	Metabolic Determinants in Cardiomyocyte Function and Heart Regenerative Strategies
door:	University of Aveiro	**DOI:**	10.3390/metabo12060500
Datum:	2022 May 31	**Website:**	PubMed Central (PMC)

[s16] - https://pmc.ncbi.nlm.nih.gov/articles/PMC10434832/

Auteur:	R Noah Perry, Diana Albarracin, Redouane Aherrahrou, Mete Civelek	**Titel:**	Network Preservation Analysis Reveals Dysregulated Metabolic Pathways in Human Vascular Smooth Muscle Cell Phenotypic Switching
door:	University of Virginia	**DOI:**	10.1161/CIRCGEN.122.003781
Datum:	2023 Jun 30	**Website:**	PMC
Uitgever:	Circulation. Genomic and Precision Medicine		

[s17] - https://pmc.ncbi.nlm.nih.gov/articles/PMC5783752/

Auteur:	Stephen D Anton, Keelin Moehl, William T Donahoo, Krisztina Marosi, Stephanie Lee, Arch G Mainous, III, Christiaan Leeuwenburgh, Mark P Mattson	**Titel:**	Flipping the Metabolic Switch: Understanding and Applying Health Benefits of Fasting
door:	University of Florida; National Institute on Aging Intramural Research Program; Johns Hopkins University School of Medicine	**DOI:**	10.1002/oby.22065
Datum:	2017 Oct 31	**Website:**	PubMed Central (PMC)

[s18] - https://pmc.ncbi.nlm.nih.gov/articles/PMC5751801/

Titel:	Abstracts from the 9th Biennial Scientific Meeting of the Asia Pacific Paediatric Endocrine Society (APPES) and the 50th Annual Meeting of the Japanese Society for Pediatric Endocrinology (JSPE): Tokyo, Japan. 17-20 November 2016	**door:**	National Center for Biotechnology Information (NCBI)
DOI:	10.1186/s13633-017-0054-x	**Datum:**	2017 Dec 28
Website:	PMC (PubMed Central)		

[s19] - https://pmc.ncbi.nlm.nih.gov/articles/PMC7682452/

Auteur:	Ilse Reinders, Hanneke A H Wijnhoven, Satu K Jyväkorpi, Merja H Suominen, Riikka Niskanen, Judith E Bosmans, Ingeborg A Brouwer, Kristien S Fluitman, Michel C A Klein, Lothar D Kuijper, Laura M van der Lubbe, Margreet R Olthof, Kaisu H Pitkälä, Rachel Vijlbrief, Marjolein Visser	**Titel:**	Effectiveness and cost-effectiveness of personalised dietary advice aiming at increasing protein intake on physical functioning in community-dwelling older adults with lower habitual protein intake: rationale and design of the PROMISS randomised controlled trial
door:	Vrije Universiteit Amsterdam, University of Helsinki, Amsterdam UMC, Sahlgrenska Academy, University of Gothenburg, Department of Computer Science, University of Gothenburg	**DOI:**	10.1136/bmjopen-2020-040637
Datum:	2020 Nov 20	**Website:**	PubMed Central (PMC)
Uitgever:	BMJ Open		

[s20] - https://pmc.ncbi.nlm.nih.gov/articles/PMC7455583/

Auteur:	Mathilde Simonson, Yves Boirie, Christelle Guillet	**Titel:**	Protein, amino acids and obesity treatment
door:	UNH, Unité de Nutrition Humaine, CHU Clermont-Ferrand, Service de Nutrition Clinique, CRNH Auvergne, INRA, Université Clermont Auvergne, 63000 Clermont-Ferrand, France	**DOI:**	10.1007/s11154-020-09574-5
Datum:	2020 Aug 21	**Website:**	PubMed Central (PMC)
Uitgever:	Reviews in Endocrine & Metabolic Disorders		

[s21] - https://pmc.ncbi.nlm.nih.gov/articles/PMC4377487/

Auteur:	Tae Won Kim, Jong-Hyun Jeong, Seung-Chul Hong	**Titel:**	The Impact of Sleep and Circadian Disturbance on Hormones and Metabolism
door:	Department of Psychiatry, College of Medicine, The Catholic University of Korea	**DOI:**	10.1155/2015/591729
Datum:	2015 Mar 11	**Website:**	PubMed Central (PMC)
Uitgever:	International Journal of Endocrinology		

[s22] - https://pmc.ncbi.nlm.nih.gov/articles/PMC5783752/

Auteur:	Stephen D Anton, Keelin Moehl, William T Donahoo, Krisztina Marosi, Stephanie Lee, Arch G Mainous, III, Christiaan Leeuwenburgh, Mark P Mattson	**Titel:**	Flipping the Metabolic Switch: Understanding and Applying Health Benefits of Fasting
DOI:	10.1002/oby.22065	**Datum:**	2017 Oct 31
Website:	PubMed Central (PMC)	**Uitgever:**	Obesity (Silver Spring, Md.)

[s23] - https://pmc.ncbi.nlm.nih.gov/articles/PMC9182756/

Auteur:	Sofia Cienfuegos, Sarah Corapi, Kelsey Gabel, Mark Ezpeleta, Faiza Kalam, Shuhao Lin, Vasiliki Pavlou, Krista A Varady	**Titel:**	Effect of Intermittent Fasting on Reproductive Hormone Levels in Females and Males: A Review of Human Trials
door:	University of Illinois at Chicago	**DOI:**	10.3390/nu14112343
Datum:	2022 Jun 3	**Website:**	PMC
Uitgever:	Nutrients		

[s24] - https://pmc.ncbi.nlm.nih.gov/articles/PMC5783752/

Auteur:	Stephen D Anton, Keelin Moehl, William T Donahoo, Krisztina Marosi, Stephanie Lee, Arch G Mainous, III, Christiaan Leeuwenburgh, Mark P Mattson	**Titel:**	Flipping the Metabolic Switch: Understanding and Applying Health Benefits of Fasting
door:	University of Florida; National Institute on Aging Intramural Research Program; Johns Hopkins University School of Medicine	**DOI:**	10.1002/oby.22065
Datum:	2017 Oct 31	**Website:**	PubMed Central (PMC)

[s25] - https://pmc.ncbi.nlm.nih.gov/articles/PMC8128723/

Auteur:	Sandro La Vignera, Rossella Cannarella, Fabio Galvano, Agata Grillo, Antonio Aversa, Laura Cimino, Cristina M Magagnini, Laura M Mongioì, Rosita A Condorelli, Aldo E Calogero	**Titel:**	The ketogenic diet corrects metabolic hypogonadism and preserves pancreatic ß-cell function in overweight/obese men: a single-arm uncontrolled study
door:	PubMed Central (PMC)	**DOI:**	10.1007/s12020-020-02518-8
Datum:	2020 Oct 15	**Website:**	pmc.ncbi.nlm.nih.gov
Uitgever:	Endocrine		

[s26] - https://pmc.ncbi.nlm.nih.gov/articles/PMC10482777/

Auteur:	Elisabetta Camajani, Alessandra Feraco, Ludovica Verde, Eleonora Moriconi, Marco Marchetti, Annamaria Colao, Massimiliano Caprio, Giovanna Muscogiuri, Luigi Barrea	**Titel:**	Ketogenic Diet as a Possible Non-pharmacological Therapy in Main Endocrine Diseases of the Female Reproductive System: A Practical Guide for Nutritionists
door:	PubMed Central (PMC)	**DOI:**	10.1007/s13679-023-00516-1
Datum:	2023 Jul 5	**Website:**	pmc.ncbi.nlm.nih.gov
Uitgever:	Current Obesity Reports		

[s27] - https://www.ncbi.nlm.nih.gov/pmc/articles/PMC8915943/

Auteur:	Jenny A Pape, Julianne H Grose	**Titel:**	The Effects of Diet and Sex in Amyotrophic Lateral Sclerosis
DOI:	10.1016/j.neurol.2019.09.008	**Datum:**	2020 Mar 5
Website:	PubMed Central (PMC)	**Uitgever:**	Revue neurologique

[s28] - https://pmc.ncbi.nlm.nih.gov/articles/PMC5783752/

Auteur:	Stephen D Anton, Keelin Moehl, William T Donahoo, Krisztina Marosi, Stephanie Lee, Arch G Mainous, III, Christiaan Leeuwenburgh, Mark P Mattson	**Titel:**	Flipping the Metabolic Switch: Understanding and Applying Health Benefits of Fasting
DOI:	10.1002/oby.22065	**Datum:**	2017 Oct 31
Website:	PubMed Central (PMC)		

[s29] - https://pmc.ncbi.nlm.nih.gov/articles/PMC11424527/

Auteur:	Yumiko Tsushima, Noura Nachawi, Kevin M Pantalone, Marcio L Griebeler, Ula Abed Alwahab	**Titel:**	Ketogenic diet improves fertility in patients with polycystic ovary syndrome: a brief report
door:	Department of Medicine, Diabetes and Metabolic Care Center, University Hospitals Cleveland Medical Center, Case Western Reserve University School of Medicine, Cleveland, OH, United States; Department of Metabolism, Endocrinology and Diabetes, University of Michigan, Ann Arbor, MI, United States; Endocrinology and Metabolism Institute, Cleveland Clinic Foundation, Cleveland, OH, United States	**DOI:**	10.3389/fnut.2024.1395977
Datum:	2024 Sep 12	**Website:**	PubMed Central (PMC)
Uitgever:	Frontiers in Nutrition		

[s30] - https://pmc.ncbi.nlm.nih.gov/articles/PMC11424527/

Auteur:	Yumiko Tsushima, Noura Nachawi, Kevin M Pantalone, Marcio L Griebeler, Ula Abed Alwahab	**Titel:**	Ketogenic diet improves fertility in patients with polycystic ovary syndrome: a brief report
door:	University Hospitals Cleveland Medical Center, Case Western Reserve University School of Medicine; University of Michigan; Cleveland Clinic Foundation	**DOI:**	10.3389/fnut.2024.1395977
Datum:	2024 Sep 12	**Website:**	PubMed Central (PMC)
Uitgever:	Frontiers in Nutrition		

[s31] - https://pmc.ncbi.nlm.nih.gov/articles/PMC8128723/

Auteur:	Sandro La Vignera, Rossella Cannarella, Fabio Galvano, Agata Grillo, Antonio Aversa, Laura Cimino, Cristina M Magagnini, Laura M Mongioì, Rosita A Condorelli, Aldo E Calogero	**Titel:**	The ketogenic diet corrects metabolic hypogonadism and preserves pancreatic ß-cell function in overweight/obese men: a single-arm uncontrolled study
door:	University of Catania; University Magna Graecia of Catanzaro; Labogen (Specialized Human Genetics Laboratory)	**DOI:**	10.1007/s12020-020-02518-8
Datum:	2020 Oct 15	**Website:**	PubMed Central (PMC)
Uitgever:	Endocrine		

[s32] - https://pmc.ncbi.nlm.nih.gov/articles/PMC10482777/

Auteur:	Elisabetta Camajani, Alessandra Feraco, Ludovica Verde, Eleonora Moriconi, Marco Marchetti, Annamaria Colao, Massimiliano Caprio, Giovanna Muscogiuri, Luigi Barrea	**Titel:**	Ketogenic Diet as a Possible Non-pharmacological Therapy in Main Endocrine Diseases of the Female Reproductive System: A Practical Guide for Nutritionists
door:	PubMed Central (PMC)	**DOI:**	10.1007/s13679-023-00516-1
Datum:	2023 Jul 5	**Website:**	pmc.ncbi.nlm.nih.gov
Uitgever:	Current Obesity Reports		

[s33] - https://pmc.ncbi.nlm.nih.gov/articles/PMC5573908/

Auteur:	John Blundell, Graham Finlayson, Mads Axelsen, Anne Flint, Catherine Gibbons, Trine Kvist, Julie B Hjerpsted	**Titel:**	Effects of once-weekly semaglutide on appetite, energy intake, control of eating, food preference and body weight in subjects with obesity
door:	University of Leeds; Novo Nordisk	**DOI:**	10.1111/dom.12932
Datum:	2017 May 5	**Website:**	PMC (PubMed Central)
Uitgever:	Diabetes, Obesity & Metabolism		

[s34] - https://pmc.ncbi.nlm.nih.gov/articles/PMC9003261/

Auteur:	Natasha K Leeuwendaal, Catherine Stanton, Paul W O'Toole, Tom P Beresford	**Titel:**	Fermented Foods, Health and the Gut Microbiome
door:	Teagasc Food Research Centre, APC Microbiome Ireland, University College Cork, School of Microbiology, University College Cork	**DOI:**	10.3390/nu14071527
Datum:	2022 Apr 6	**Website:**	PubMed Central (PMC)

[s35] - https://pmc.ncbi.nlm.nih.gov/articles/PMC5426415/

Auteur:	Waqas Sami, Tahir Ansari, Nadeem Shafique Butt, Mohd Rashid Ab Hamid	**Titel:**	Effect of diet on type 2 diabetes mellitus: A review
door:	Faculty of Industrial Management, Universiti Malaysia Pahang; Department of Public Health & Community Medicine, College of Medicine, Majmaah University; Department of Family Medicine, College of Medicine, Majmaah University; Department of Family and Community Medicine, Faculty of Medicine in Rabigh, King Abdulaziz University	**Datum:**	2017 Apr-Jun
Website:	PubMed Central (PMC)	**Uitgever:**	International Journal of Health Sciences

[s36] - https://pmc.ncbi.nlm.nih.gov/articles/PMC6362887/

Auteur:	Elias E MAZOKOPAKIS, George SAMONIS	**Titel:**	Why is Meat Excluded from the Orthodox Christian Diet during Fasting? A Religious and Medical Approach
door:	National Center for Biotechnology Information (NCBI)	**DOI:**	10.26574/maedica.2018.13.4.282
Datum:	2018 Dec	**Website:**	PubMed Central (PMC)

[s37] - https://pmc.ncbi.nlm.nih.gov/articles/PMC6438434/

Auteur:	Adrian L Lopresti, Peter D Drummond, Stephen J Smith	**Titel:**	A Randomized, Double-Blind, Placebo-Controlled, Crossover Study Examining the Hormonal and Vitality Effects of Ashwagandha (Withania somnifera) in Aging, Overweight Males
door:	National Library of Medicine (NLM), National Institutes of Health (NIH)	**DOI:**	10.1177/1557988319835985
Datum:	2019 Mar 10	**Website:**	PubMed Central (PMC)
Uitgever:	American Journal of Men's Health		

[s38] - https://pmc.ncbi.nlm.nih.gov/articles/PMC7043068/

Auteur:	Natalia Cano Sokoloff, Madhusmita Misra, Kathryn E Ackerman	**Titel:**	Exercise, Training, and the Hypothalamic-Pituitary-Gonadal Axis in Men and Women
door:	Neuroendocrine Unit, Massachusetts General Hospital and Harvard Medical School, Boston, Mass., USA; Pediatric Endocrine Unit, Massachusetts General Hospital for Children and Harvard Medical School, Boston, Mass., USA; Division of Sports Medicine, Boston Children's Hospital, Boston, Mass., USA	**DOI:**	10.1159/000445154
Datum:	2016 Jun 27	**Website:**	PubMed Central (PMC)
Uitgever:	Frontiers of hormone research		

[s39] - https://pmc.ncbi.nlm.nih.gov/articles/PMC10817090/

Auteur:	Wesam A Debes, Munseef Sadaqa, Zsanett Németh, Ahmad Aldardour, Viktória Prémusz, Márta Hock	**Titel:**	Effect of Resistance Exercise on Body Composition and Functional Capacity in Older Women with Sarcopenic Obesity—A Systematic Review with Narrative Synthesis
DOI:	10.3390/jcm13020441	**Datum:**	2024 Jan 13
Website:	PubMed Central (PMC)	**Uitgever:**	Journal of Clinical Medicine

[s40] - https://pmc.ncbi.nlm.nih.gov/articles/PMC8304791/

Auteur:	Ellen Niederberger, Michael J Parnham	**Titel:**	The Impact of Diet and Exercise on Drug Responses
DOI:	10.3390/ijms22147692	**Datum:**	2021 Jul 19
Website:	PubMed Central (PMC)	**Uitgever:**	International Journal of Molecular Sciences

[s41] - https://pmc.ncbi.nlm.nih.gov/articles/PMC8882200/

Auteur:	Song Ah Chae, Jun Seok Son, Min Du	**Titel:**	Prenatal exercise in fetal development: a placental perspective
door:	Nutrigenomics and Growth Biology Laboratory, Department of Animal Sciences, Washington State University; Laboratory of Perinatal Kinesioepigenetics, Department of Obstetrics, Gynecology & Reproductive Sciences, University of Maryland School of Medicine	**DOI:**	10.1111/febs.16173
Datum:	2021 Sep 12	**Website:**	PubMed Central (PMC)
Uitgever:	The FEBS journal		

[s42] - https://pmc.ncbi.nlm.nih.gov/articles/PMC7768961/

Auteur:	Wolfgang Kemmler, Matthias Kohl, Simon von Stengel, Daniel Schoene	**Titel:**	Effect of high-intensity resistance exercise on cardiometabolic health in older men with osteosarcopenia: the randomised controlled Franconian Osteopenia and Sarcopenia Trial (FrOST)
door:	Institute of Medical Physics, Friedrich-Alexander-University Erlangen-Nürnberg, Erlangen, Germany; Faculty Medical and Life Sciences, Furtwangen University of Applied Sciences, Furtwangen, Germany	**DOI:**	10.1136/bmjsem-2020-000846
Datum:	2020 Dec 24	**Website:**	PubMed Central (PMC)
Uitgever:	BMJ Open Sport — Exercise Medicine		

[s43] - https://pmc.ncbi.nlm.nih.gov/articles/PMC8360032/

Auteur:	Jamie L Benham, Jane E Booth, Bernard Corenblum, Steve Doucette, Christine M Friedenreich, Doreen M Rabi, Ronald J Sigal	**Titel:**	Exercise training and reproductive outcomes in women with polycystic ovary syndrome: A pilot randomized controlled trial
DOI:	10.1111/cen.14452	**Datum:**	2021 May 3
Website:	PubMed Central (PMC)	**Uitgever:**	Clinical Endocrinology

[s44] - https://pmc.ncbi.nlm.nih.gov/articles/PMC7768961/

Auteur:	Wolfgang Kemmler, Matthias Kohl, Simon von Stengel, Daniel Schoene	**Titel:**	Effect of high-intensity resistance exercise on cardiometabolic health in older men with osteosarcopenia: the randomised controlled Franconian Osteopenia and Sarcopenia Trial (FrOST)
door:	Institute of Medical Physics, Friedrich-Alexander-University Erlangen-Nürnberg, Erlangen, Germany; Faculty Medical and Life Sciences, Furtwangen University of Applied Sciences, Furtwangen, Germany	**DOI:**	10.1136/bmjsem-2020-000846
Datum:	2020 Dec 24	**Website:**	PubMed Central (PMC)
Uitgever:	BMJ Open Sport — Exercise Medicine		

[s45] - https://pmc.ncbi.nlm.nih.gov/articles/PMC9932703/

Auteur:	Petra Jurić, Dean A Dudley, Peter Petocz	**Titel:**	Does incorporating high intensity interval training in physical education classes improve fitness outcomes of students? A cluster randomized controlled trial
DOI:	10.1016/j.pmedr.2023.102127	**Datum:**	2023 Feb 4
Website:	PubMed Central (PMC)	**Uitgever:**	Preventive Medicine Reports

[s46] - https://pmc.ncbi.nlm.nih.gov/articles/PMC9679409/

Auteur:	Dominik Gaser, Christiane Peters, Renate Oberhoffer-Fritz, Miriam Gö tte, Tobias Feuchtinger, Irene Schmid, Bernhard Haller, Irene von Luettichau, Sabine Kesting	**Titel:**	Effects of strength exercise interventions on activities of daily living, motor performance, and physical activity in children and adolescents with leukemia or non-Hodgkin lymphoma: Results from the randomized controlled ActiveADL Study
DOI:	10.3389/fped.2022.982996	**Datum:**	2022 Nov 8
Website:	PubMed Central (PMC)	**Uitgever:**	Frontiers in Pediatrics

[s47] - https://pmc.ncbi.nlm.nih.gov/articles/PMC8939846/

Auteur:	Rahizan Zainuldin, Martin G Mackey, Jennifer A Alison	**Titel:**	Optimal intensity and type of leg exercise training for people with chronic obstructive pulmonary disease
door:	The University of Sydney	**DOI:**	10.1002/14651858.CD008008.pub2
Datum:	2011 Nov 9	**Website:**	PubMed Central (PMC)
Uitgever:	The Cochrane Database of Systematic Reviews		

[s48] - https://pmc.ncbi.nlm.nih.gov/articles/PMC6378489/

Auteur:	Katherine R Arlinghaus, Craig A Johnston	**Titel:**	The Importance of Creating Habits and Routine
door:	University of Houston	**DOI:**	10.1177/1559827618818044
Datum:	2018 Dec 29	**Website:**	PubMed Central (PMC)
Uitgever:	American Journal of Lifestyle Medicine		

[s49] - https://www.niddk.nih.gov/health-information/diet-nutrition/changing-habits-better-health
Titel: Changing Your Habits for Better Health - NIDDK
door: National Institute of Diabetes and Digestive and Kidney Diseases (NIDDK)
Datum: 2024-12-30
Website: NIDDK
Uitgever: NIDDK - National Institute of Diabetes and Digestive and Kidney Diseases

---

[s50] - https://www.nia.nih.gov/health/exercise-and-physical-activity/four-types-exercise-can-improve-your-health-and-physical
Titel: Four Types of Exercise Can Improve Your Health and Physical Ability
door: National Institute on Aging (NIA)
Website: National Institute on Aging

[s51] - https://pmc.ncbi.nlm.nih.gov/articles/PMC3894304/
Auteur: Matthew A Stults-Kolehmainen, Rajita Sinha
Titel: The Effects of Stress on Physical Activity and Exercise
DOI: 10.1007/s40279-013-0090-5
Datum: 2014 Jan
Website: PubMed Central (PMC)
Uitgever: Sports medicine (Auckland, N.Z.)

[s52] - https://www.ncbi.nlm.nih.gov/books/NBK279393/
Titel: In brief: How does the liver work?
door: Institute for Quality and Efficiency in Health Care (IQWiG)
Datum: 2023/02/28
Website: NCBI Bookshelf
Uitgever: Institute for Quality and Efficiency in Health Care (IQWiG)

[s53] - https://pubmed.ncbi.nlm.nih.gov/10895516/
Auteur: MacIntosh A, Ball K
Titel: The effects of a short program of detoxification in disease-free individuals
Datum: 2000 Jul
Website: PubMed
Uitgever: Altern Ther Health Med

[s54] - https://pmc.ncbi.nlm.nih.gov/articles/PMC9830300/
Auteur: Bilal Niazi, Kareem Ahmed, Mohamed Ahmed, Saad Ali, Kunchang Song, Sameh Elias
Titel: Drug-Induced Liver Injury from Herbal Liver Detoxification Tea
door: HMH-Palisades Medical Center; University of Washington
DOI: 10.1159/000526311
Datum: 2022 Nov 8
Website: PubMed Central (PMC)
Uitgever: Case Reports in Gastroenterology

[s55] - https://pmc.ncbi.nlm.nih.gov/articles/PMC8424975/
Auteur: Rose Anne M Abe, Anum Masroor, Arseni Khorochkov, Jose Prieto, Karan B Singh, Maduka C Nnadozie, Muhammad Abdal, Niki Shrestha, Lubna Mohammed
Titel: The Role of Vitamins in Non-Alcoholic Fatty Liver Disease: A Systematic Review
door: California Institute of Behavioral Neurosciences & Psychology; Khyber Medical College
DOI: 10.7759/cureus.16855
Datum: 2021 Aug 3
Website: PMC (PubMed Central)
Uitgever: Cureus

[s56] - https://pmc.ncbi.nlm.nih.gov/articles/PMC8788984/

Auteur:	Roshanak Khazaei, Alireza Seidavi, Mehrdad Bouyeh	**Titel:**	A review on the mechanisms of the effect of silymarin in milk thistle (Silybum marianum) on some laboratory animals
DOI:	10.1002/vms3.641	**Datum:**	2021 Oct 2
Website:	PMC (PubMed Central)		

[s57] - https://pmc.ncbi.nlm.nih.gov/articles/PMC5783752/

Auteur:	Stephen D Anton, Keelin Moehl, William T Donahoo, Krisztina Marosi, Stephanie Lee, Arch G Mainous, III, Christiaan Leeuwenburgh, Mark P Mattson	**Titel:**	Flipping the Metabolic Switch: Understanding and Applying Health Benefits of Fasting
DOI:	10.1002/oby.22065	**Datum:**	2017 Oct 31
Website:	PubMed Central (PMC)		

[s58] - https://pmc.ncbi.nlm.nih.gov/articles/PMC8788984/

Auteur:	Roshanak Khazaei, Alireza Seidavi, Mehrdad Bouyeh	**Titel:**	A review on the mechanisms of the effect of silymarin in milk thistle (Silybum marianum) on some laboratory animals
door:	Islamic Azad University, Rasht, Iran	**DOI:**	10.1002/vms3.641
Datum:	2021 Oct 2	**Website:**	PubMed Central (PMC)
Uitgever:	Veterinary Medicine and Science		

[s59] - https://pmc.ncbi.nlm.nih.gov/articles/PMC4377487/

Auteur:	Tae Won Kim, Jong-Hyun Jeong, Seung-Chul Hong	**Titel:**	The Impact of Sleep and Circadian Disturbance on Hormones and Metabolism
DOI:	10.1155/2015/591729	**Datum:**	2015 Mar 11
Website:	PubMed Central (PMC)	**Uitgever:**	International Journal of Endocrinology

[s60] - https://pmc.ncbi.nlm.nih.gov/articles/PMC5998335/

Auteur:	Melanie Schorr, Karen K Miller	**Titel:**	The endocrine manifestations of anorexia nervosa: mechanisms and management
door:	PubMed Central (PMC)	**DOI:**	10.1038/nrendo.2016.175
Datum:	2016 Nov 4	**Website:**	PMC
Uitgever:	Nature reviews. Endocrinology		

[s61] - https://pmc.ncbi.nlm.nih.gov/articles/PMC8987680/

Auteur:	Young Sil Eom, Jessica R Wilson, Victor J Bernet	**Titel:**	Links between Thyroid Disorders and Glucose Homeostasis
DOI:	10.4093/dmj.2022.0013	**Datum:**	2022 Mar 24
Website:	PubMed Central (PMC)	**Uitgever:**	Diabetes & Metabolism Journal

[s62] - https://pmc.ncbi.nlm.nih.gov/articles/PMC10907906/

Auteur:	Jalormy S Joshi, Amardeep Shanoo, Nainita Patel, Aishwarya Gupta	**Titel:**	From Conception to Delivery: A Comprehensive Review of Thyroid Disorders and Their Far-Reaching Impact on Feto-Maternal Health
door:	Jawaharlal Nehru Medical College, Datta Meghe Institute of Higher Education and Research, Wardha, IND	**DOI:**	10.7759/cureus.53362
Datum:	2024 Feb 1	**Website:**	PubMed Central (PMC)
Uitgever:	Cureus		

[s63] - https://www.ncbi.nlm.nih.gov/books/NBK459248/

Auteur:	Supreeya Swarup, Intisar Ahmed, Yulia Grigorova, Roman Zeltser	**Titel:**	Metabolic Syndrome
door:	StatPearls Publishing	**Datum:**	2024/03/07
Website:	NCBI Bookshelf	**Uitgever:**	StatPearls Publishing

[s64] - https://pmc.ncbi.nlm.nih.gov/articles/PMC10603303/

Auteur:	Kexin Zhang, Yujie Ma, Youhong Luo, Yixin Song, Guoji Xiong, Yanhui Ma, Xiaodong Sun, Chengxia Kan	**Titel:**	Metabolic diseases and healthy aging: identifying environmental and behavioral risk factors and promoting public health
door:	Affiliated Hospital of Weifang Medical University; School of Clinical Medicine, Weifang Medical University; Department of Pathophysiology, School of Basic Medical Sciences, Weifang Medical University; Department of Pathology, Affiliated Hospital of Weifang Medical University	**DOI:**	10.3389/fpubh.2023.1253506
Datum:	2023 Oct 13	**Website:**	PubMed Central (PMC)
Uitgever:	Frontiers in Public Health		

[s65] - https://www.ncbi.nlm.nih.gov/books/NBK572145/

Auteur:	Aisha Farhana, Anis Rehman	**Titel:**	Metabolic Consequences of Weight Reduction
door:	StatPearls Publishing	**Datum:**	2023/07/10
Website:	NCBI Bookshelf	**Uitgever:**	StatPearls Publishing

[s66] - https://pmc.ncbi.nlm.nih.gov/articles/PMC9036397/

Auteur:	Jasper Most, Leanne Maree Redman	**Titel:**	Impact of calorie restriction on energy metabolism in humans
door:	PubMed Central (PMC)	**DOI:**	10.1016/j.exger.2020.110875
Datum:	2020 Feb 11	**Website:**	pmc.ncbi.nlm.nih.gov
Uitgever:	Experimental gerontology		

[s67] - https://pmc.ncbi.nlm.nih.gov/articles/PMC8839325/

Auteur:	Izzah Vasim, Chaudry N Majeed, Mark D DeBoer	**Titel:**	Intermittent Fasting and Metabolic Health
door:	Wake Forest University School of Medicine; University of Virginia School of Medicine	**DOI:**	10.3390/nu14030631
Datum:	2022 Jan 31	**Website:**	PubMed Central (PMC)
Uitgever:	Nutrients		

[s68] - https://pmc.ncbi.nlm.nih.gov/articles/PMC11519798/

Auteur:	Xudong Wang, Liping Wang, Qingyi Hao, Meng Cai, Xueting Wang, Wenlin An	**Titel:**	Harnessing glucose metabolism with nanomedicine for cancer treatment
door:	National Center for Biotechnology Information (NCBI)	**DOI:**	10.7150/thno.100036
Datum:	2024 Oct 17	**Website:**	PubMed Central (PMC)
Uitgever:	Theranostics		

[s69] - https://pubmed.ncbi.nlm.nih.gov/15331386/

Auteur:	MacLean PS, Higgins JA, Johnson GC, Fleming-Elder BK, Donahoo WT, Melanson EL, Hill JO	**Titel:**	Enhanced metabolic efficiency contributes to weight regain after weight loss in obesity-prone rats
DOI:	10.1152/ajpregu.00463.2004	**Datum:**	2004 Dec
Website:	PubMed	**Uitgever:**	Am J Physiol Regul Integr Comp Physiol

[s70] - https://pubmed.ncbi.nlm.nih.gov/29870678/

Auteur:	Fernández-Verdejo R, Bajpeyi S, Ravussin E, Galgani JE.	**Titel:**	Metabolic flexibility to lipid availability during exercise is enhanced in individuals with high insulin sensitivity
door:	PubMed	**DOI:**	10.1152/ajpendo.00126.2018
Datum:	10/01/2018	**Website:**	PubMed
Uitgever:	Am J Physiol Endocrinol Metab		

[s71] - https://pubmed.ncbi.nlm.nih.gov/3902769/

Auteur:	LeBlanc J;Jobin M;Côté J;Samson P; Labrie A	**Titel:**	Enhanced metabolic response to caffeine in exercise-trained human subjects
door:	National Center for Biotechnology Information (NCBI)	**DOI:**	10.1152/jappl.1985.59.3.832
Datum:	1985 Sep	**Website:**	PubMed
Uitgever:	J Appl Physiol (1985)		

[s72] - https://pubmed.ncbi.nlm.nih.gov/34911556/

Auteur:	O'Brien KA;McNally BD;Sowton AP; Murgia A;Armitage J;Thomas LW; Krause FN;Maddalena LA;Francis I; Kavanagh S;Williams DP;Ashcroft M; Griffin JL;Lyon JJ;Murray AJ	**Titel:**	Enhanced hepatic respiratory capacity and altered lipid metabolism support metabolic homeostasis during short-term hypoxic stress
DOI:	10.1186/s12915-021-01192-0	**Datum:**	12/15/2021
Website:	PubMed	**Uitgever:**	BMC Biol

[s73] - https://pmc.ncbi.nlm.nih.gov/articles/PMC5783752/

Auteur:	Stephen D Anton, Keelin Moehl, William T Donahoo, Krisztina Marosi, Stephanie Lee, Arch G Mainous, III, Christiaan Leeuwenburgh, Mark P Mattson	**Titel:**	Flipping the Metabolic Switch: Understanding and Applying Health Benefits of Fasting
DOI:	10.1002/oby.22065	**Datum:**	2017 Oct 31
Website:	PubMed Central (PMC)	**Uitgever:**	Obesity (Silver Spring, Md.)

[s74] - https://pmc.ncbi.nlm.nih.gov/articles/PMC5399492/

Auteur:	Richard S Legro, Silva A Arslanian, David A Ehrmann, Kathleen M Hoeger, M Hassan Murad, Renato Pasquali, Corrine K Welt	**Titel:**	Diagnosis and Treatment of Polycystic Ovary Syndrome: An Endocrine Society Clinical Practice Guideline
DOI:	10.1210/jc.2013-2350	**Datum:**	2013 Nov 20
Website:	PubMed Central (PMC)	**Uitgever:**	The Journal of Clinical Endocrinology and Metabolism

[s75] - https://pmc.ncbi.nlm.nih.gov/articles/PMC6438659/

Auteur:	Siew S Lim, Samantha K Hutchison, Emer Van Ryswyk, Robert J Norman, Helena J Teede, Lisa J Moran	**Titel:**	Lifestyle changes in women with polycystic ovary syndrome
door:	National Center for Biotechnology Information (NCBI)	**DOI:**	10.1002/14651858.CD007506.pub4
Datum:	2019 Mar 28	**Website:**	PubMed Central (PMC)
Uitgever:	The Cochrane Database of Systematic Reviews		

[s76] - https://www.niddk.nih.gov/health-information/digestive-diseases/gallstones/dieting

Titel:	Dieting & Gallstones - NIDDK	**door:**	NIDDK - National Institute of Diabetes and Digestive and Kidney Diseases
Datum:	2024-12-13 16:11:32 -05:00	**Website:**	National Institute of Diabetes and Digestive and Kidney Diseases
Uitgever:	NIDDK		

[s77] - https://pmc.ncbi.nlm.nih.gov/articles/PMC9805983/

Auteur:	Shinjini Bhattacharya, Rohini Bhadra, Annemie MWJ Schols, Ardy van Helvoort, Sucharita Sambashivaiah	**Titel:**	Nutrition in the prevention and management of sarcopenia - A special focus on Asian Indians
door:	PubMed Central (PMC)	**DOI:**	10.1016/j.afos.2022.12.002
Datum:	2022 Dec 13	**Website:**	PubMed Central (PMC)
Uitgever:	Osteoporosis and Sarcopenia		

[s78] - https://pmc.ncbi.nlm.nih.gov/articles/PMC5783752/

Auteur:	Stephen D Anton, Keelin Moehl, William T Donahoo, Krisztina Marosi, Stephanie Lee, Arch G Mainous, III, Christiaan Leeuwenburgh, Mark P Mattson	**Titel:**	Flipping the Metabolic Switch: Understanding and Applying Health Benefits of Fasting
door:	University of Florida; National Institute on Aging Intramural Research Program; Johns Hopkins University School of Medicine	**DOI:**	10.1002/oby.22065
Datum:	2017 Oct 31	**Website:**	PubMed Central (PMC)

[s79] - https://pmc.ncbi.nlm.nih.gov/articles/PMC4377487/

Auteur:	Tae Won Kim, Jong-Hyun Jeong, Seung-Chul Hong	**Titel:**	The Impact of Sleep and Circadian Disturbance on Hormones and Metabolism
door:	The Catholic University of Korea	**DOI:**	10.1155/2015/591729
Datum:	2015 Mar 11	**Website:**	PubMed Central (PMC)
Uitgever:	International Journal of Endocrinology		

[s80] - https://pmc.ncbi.nlm.nih.gov/articles/PMC8408071/

Auteur:	Marianna Pellegrini, Sara Carletto, Elena Scumaci, Valentina Ponzo, Luca Ostacoli, Simona Bo	**Titel:**	The Use of Self-Help Strategies in Obesity Treatment. A Narrative Review Focused on Hypnosis and Mindfulness
door:	University of Torino	**DOI:**	10.1007/s13679-021-00443-z
Datum:	2021 May 29	**Website:**	PubMed Central (PMC)
Uitgever:	Current Obesity Reports		

[s81] - https://dx.doi.org/10.1186/s13048-022-01091-0

Auteur:	Zhao, Han, Zhang, Jiaqi, Cheng, Xiangyi, Nie, Xiaozhao, He, Bing	**Titel:**	Insulin resistance in polycystic ovary syndrome across various tissues: an updated review of pathogenesis, evaluation, and treatment
door:	BioMed Central	**DOI:**	10.1186/s13048-022-01091-0
Datum:	2023-01-11	**Website:**	Journal of Ovarian Research
Uitgever:	BioMed Central		

[s82] - https://pmc.ncbi.nlm.nih.gov/articles/PMC3894304/

Auteur:	Matthew A Stults-Kolehmainen, Rajita Sinha	**Titel:**	The Effects of Stress on Physical Activity and Exercise
door:	Yale University School of Medicine	**DOI:**	10.1007/s40279-013-0090-5
Datum:	2014 Jan	**Website:**	PubMed Central (PMC)

[s83] - https://pmc.ncbi.nlm.nih.gov/articles/PMC6438659/

Auteur:	Siew S Lim, Samantha K Hutchison, Emer Van Ryswyk, Robert J Norman, Helena J Teede, Lisa J Moran	**Titel:**	Lifestyle changes in women with polycystic ovary syndrome
door:	National Center for Biotechnology Information (NCBI)	**DOI:**	10.1002/14651858.CD007506.pub4
Datum:	2019 Mar 28	**Website:**	PubMed Central (PMC)
Uitgever:	The Cochrane Database of Systematic Reviews		

[s84] - https://pmc.ncbi.nlm.nih.gov/articles/PMC5783752/

Auteur:	Stephen D Anton, Keelin Moehl, William T Donahoo, Krisztina Marosi, Stephanie Lee, Arch G Mainous, III, Christiaan Leeuwenburgh, Mark P Mattson	**Titel:**	Flipping the Metabolic Switch: Understanding and Applying Health Benefits of Fasting
DOI:	10.1002/oby.22065	**Datum:**	2017 Oct 31
Website:	PubMed Central (PMC)		

Afbeeldingsbronnen

Niet-vermelde afbeeldingen zijn ofwel zelf gemaakt of werden verkregen met de juiste licentie. Alle rechten zijn voorbehouden voor deze afbeeldingen.

Voor alle andere hier vermelde afbeeldingen:
Geen van de afbeeldingen werd gewijzigd, alleen de resolutie werd aangepast. In de eBook-versie werden de afbeeldingen samengevoegd tot genummerde collages. Alle afbeeldingen blijven onderworpen aan hun oorspronkelijke licentie en worden gebruikt volgens hun respectieve licentievoorwaarden. Als u attributiefouten of andere discrepanties ontdekt, neem dan contact met ons op.

Datum van laatste beeldcontrole: 2025-02-11.

Gebruikte licentie

CC0	http://creativecommons.org/publicdomain/zero/1.0/deed.en

Afbeeldingscredits

[i1] - 001_001_001_image_keton.jpeg
https://upload.wikimedia.org/wikipedia/commons/c/cb/Ketone_bodies.png

Date:	2007-10-02	**door:**	Edgar181
License:	Public domain		

[i2] - 001_001_001_image_viszerales_fett.jpeg
https://upload.wikimedia.org/wikipedia/commons/8/82/Connective_Tissue_Adipose_%2841066513194%29_%28cropped%29.jpg

Date:	2018-03-26	**door:**	Jmarchn
Kunstenaar:	Berkshire Community College Bioscience Image Library	**License:**	CC0

[i3] - 001_001_002_image_kurzkettige_fettsaeuren.jpeg
https://upload.wikimedia.org/wikipedia/commons/3/32/Valeric-acid-3D-balls-B.png

Date:	2010-08-01	**door:**	Jynto
License:	Public domain		

[i4] - 001_001_002_image_ballaststoffe.jpeg
https://upload.wikimedia.org/wikipedia/commons/3/3d/Fruit%2C_Vegetables_and_Grain_NCI_Visuals_Online.jpg

Date:	1989	**door:**	Lobo
Kunstenaar:	Unknown authorUnknown author	**License:**	Public domain

[i5] - 001_001_003_image_insulin.jpeg
https://upload.wikimedia.org/wikipedia/commons/5/57/Human-insulin-hexamer-3D-ribbons.png

Date:	2007-04-22	**door:**	Benjah-bmm27
License:	Public domain		

[i6] - 001_002_001_image_entzuendung.jpeg
https://upload.wikimedia.org/wikipedia/commons/1/1d/Wintertenen.jpg

Date:	2019-08-11	**door:**	Jmarchn
Kunstenaar:	Sapp	**License:**	Public domain

[i7] - 001_002_001_image_makrophage.jpeg
https://upload.wikimedia.org/wikipedia/commons/7/74/Hemophagocytosis_1.jpg

Date:	2009-06-06	**door:**	Koenjo~commonswiki
Kunstenaar:	Koenjo	**License:**	Public domain

[i8] - 001_002_002_image_schilddruese.jpeg
https://upload.wikimedia.org/wikipedia/commons/e/e1/Capsule_of_the_Human_Thyroid_Gland_%283253405 6467%29.jpg

Date:	2019-03-26	**door:**	Meisam
Kunstenaar:	Berkshire Community College Bioscience Image Library	**License:**	CC0

[i9] - 001_003_001_image_entspannungstechniken.jpeg
https://upload.wikimedia.org/wikipedia/commons/8/86/750x500px_photo_10.jpg

Date:	2022-09-23	**door:**	Resimi
Kunstenaar:	Unknown authorUnknown author	**License:**	CC0

[i10] - 001_003_002_image_brokkoli.jpeg
https://upload.wikimedia.org/wikipedia/commons/4/4f/Broccoli_Black_rot_%2816096923517%29.jpg

Date:	2015-01-14	**door:**	Awkwafaba
Kunstenaar:	Scot Nelson	**License:**	CC0

[i11] - 001_003_002_image_haehnchenbrustfilet.jpeg
https://upload.wikimedia.org/wikipedia/commons/e/ea/Cafe_Caramel_Chicken_breast_and_French_Fries.jpg

Date:	2019-08-26	**door:**	Theipu
Kunstenaar:	Yotam Nachum	**License:**	CC0

[i12] - 001_003_002_image_olivenoel.jpeg
https://upload.wikimedia.org/wikipedia/commons/9/9e/Olive_Oil_%28Unsplash%29.jpg

Date:	2016-09-27	**door:**	Fæ
Kunstenaar:	robertina	**License:**	CC0

[i13] - 001_003_002_image_fahrrad.jpeg
https://upload.wikimedia.org/wikipedia/commons/f/f8/Voies_cyclables_sur_la_rue.jpg

Date:	2019	**door:**	Miguel Angel Omaña Rojas
License:	CC0		

[i14] - 001_003_002_image_schwimmen.jpeg
https://upload.wikimedia.org/wikipedia/commons/e/e3/Father_with_Babygirl_in_a_swimming_pool_-_cropped.jpg

Date:	2007-11-19	**door:**	Sciencia58
Kunstenaar:	U.S. Navy photo by Mass Communication Specialist 3rd Class Angela Grube	**License:**	Public domain

[i15] - 001_003_003_image_krafttraining.jpeg
https://upload.wikimedia.org/wikipedia/commons/5/5f/Football_strength_image.jpg

Date:	2012-01-02	**door:**	Kam012069
License:	CC0		

[i16] - 002_001_001_image_protein.jpeg
https://upload.wikimedia.org/wikipedia/commons/1/10/PBB_Protein_SEMA3A_image.jpg

Date:	2007-12-18	**door:**	ProteinBoxBot
License:	Public domain		

[i17] - 002_002_002_image_glycerin.jpeg
https://upload.wikimedia.org/wikipedia/commons/c/c7/Glycerol-3D-balls.png

Date:	2007-05-05	**door:**	Benjah-bmm27
License:	Public domain		

[i18] - 002_002_003_image_muskelmasse.jpeg
https://upload.wikimedia.org/wikipedia/commons/f/f6/Muscle_Tissue_Capilary_in_Skeletal_Muscle_%28280 89112678%29.jpg

Date:	2018-04-05	**door:**	Meisam
Kunstenaar:	Berkshire Community College Bioscience Image Library	**License:**	CC0

[i19] - 002_002_003_image_tofu.jpeg
https://upload.wikimedia.org/wikipedia/commons/0/0d/Udon_Tofu.jpg

Date:	2024-03-02	**door:**	Mantelmoewe
License:	CC0		

[i20] - 002_003_001_image_beeren.jpeg
https://upload.wikimedia.org/wikipedia/commons/4/45/Alaska_wild_berries.jpg

Date:	2005-12-11	**door:**	Neutrality
Kunstenaar:	U.S. Fish and Wildlife Service	**License:**	Public domain

[i21] - 002_003_001_image_darmbakterien.jpeg
https://upload.wikimedia.org/wikipedia/commons/6/6c/Bacteroides_biacutis_01.jpg

Date:	2007-03-29	**door:**	Angusmclellan
Kunstenaar:	US gov	**License:**	Public domain

[i22] - 002_003_001_image_haferflocken.jpeg
https://upload.wikimedia.org/wikipedia/commons/b/b6/Fruit_and_Honey_French_Oatmeal_2.jpg

Date:	2023-11-28	**door:**	SteinsplitterBot
Kunstenaar:	Bajinra	**License:**	CC0

[i23] - 002_003_001_image_nuesse.jpeg
https://upload.wikimedia.org/wikipedia/commons/a/ae/Pecans%2C_hazelnuts%2C_walnuts%2C_almonds%2 C_Brazil_nuts_on_a_table_with_logs_2.jpg

Date:	2016-12-22	**door:**	Baileynorwood
License:	CC0		

[i24] - 002_003_002_image_meeresfruechte.jpeg
https://upload.wikimedia.org/wikipedia/commons/4/45/Seafood_Linguine_%40_the_Caledonian_Hotel%2C_ North_Adelaide_20240903-130351.jpg

Date:	2024-09-03	**door:**	RegionVisitor90
License:	CC0		

[i25] - 002_003_002_image_vollkornprodukte.jpeg
https://upload.wikimedia.org/wikipedia/commons/f/f5/QuinoaGrains.jpg

Date:	2008-04-09	**door:**	Ben pcc
Kunstenaar:	User:Ben_pcc	**License:**	Public domain

[i26] - 002_003_002_image_frittierte_speisen.jpeg
https://upload.wikimedia.org/wikipedia/commons/2/2c/Fried-Chicken-Set.jpg

Date:	2011-10-17	**door:**	Evan-Amos
License:	CC0		

[i27] - 002_003_003_image_curcumin.jpeg
https://upload.wikimedia.org/wikipedia/commons/8/89/Curcumin-enol-3D-balls.png

Date:	2011-01-27	**door:**	Jynto
License:	CC0		

[i28] - 003_001_001_image_flexibilitaet.jpeg
https://upload.wikimedia.org/wikipedia/commons/1/1c/Soldier_running_in_water.jpg

Date:	Taken	**door:**	Giggy
Kunstenaar:	Cpl. Earnest J. Barnes	**License:**	Public domain

[i29] - 003_001_001_image_cooldown.jpeg
https://upload.wikimedia.org/wikipedia/commons/0/02/Sweating_for_stunning_scenery_130719-Z-NO327-190.jpg

Date:	2013-07-18	**door:**	Fæ
Kunstenaar:	Spc. Tyler Meister	**License:**	Public domain

[i30] - 003_001_002_image_kniebeuge.jpeg
https://upload.wikimedia.org/wikipedia/commons/6/6e/Marine_Corps_officer_candidate_participate_in_physical_training.jpg

Date:	2019-07-29	**door:**	GreenMeansGo
Kunstenaar:	U.S. Marine Corps photo by Lance Cpl. Phuchung Nguyen	**License:**	Public domain

[i31] - 003_001_002_image_osteoporose.jpeg
https://upload.wikimedia.org/wikipedia/commons/c/c3/L1_2_vertebral_fracture.jpg

Date:	20 March 2008	**door:**	Rosarinagazo
Kunstenaar:	talk	**License:**	Public domain

[i32] - 003_001_003_image_plazenta.jpeg
https://upload.wikimedia.org/wikipedia/commons/3/30/Healthy_Placenta.jpg

Date:	2023-07-09	**door:**	Drscholarnick
License:	CC0		

[i33] - 003_002_001_image_hochintensives_intervalltraining.jpeg
https://upload.wikimedia.org/wikipedia/commons/e/e1/Oscar_Company_%E2%80%93_Incentive_Training_%E2%80%93_Jan._26%2C_2016_160126-M-RK242-119.jpg

Date:	Taken	**door:**	Fæ
Kunstenaar:	Lance Cpl. Aaron Bolser	**License:**	Public domain

[i34] - 003_003_002_image_hoehenverstellbarer_schreibtisch.jpeg
https://upload.wikimedia.org/wikipedia/commons/1/1c/Standing_desk_with_stool.jpeg

Date:	30 November 2015	**door:**	FastilyClone
Kunstenaar:	Kcida10	**License:**	CC0

[i35] - 004_001_001_image_leber.jpeg
https://upload.wikimedia.org/wikipedia/commons/6/6f/Human_Hepar.jpg

Date:	2007-05-22	**door:**	Konto na chwilę
Kunstenaar:	Suseno	**License:**	Public domain

[i36] - 004_001_002_image_mariendistel.jpeg
https://upload.wikimedia.org/wikipedia/commons/3/39/Silybum_marianum_Gaertn._JdP.jpg

Date:	2010-10-17	**door:**	Jebulon
License:	Public domain		

[i37] - 004_001_002_image_pathogener_keim.jpeg
https://upload.wikimedia.org/wikipedia/commons/2/29/Shigella_stool.jpg

Date:	2006-03-04	**door:**	Dwaipayanc
Kunstenaar:	Centers for Disease Control and Prevention Publich Health Image Library	**License:**	Public domain

[i38] - 004_002_001_image_cortisol.jpeg
https://upload.wikimedia.org/wikipedia/commons/c/c0/Cortisol-3D-balls.png

Date:	2008-05-26	**door:**	Benjah-bmm27
Kunstenaar:	Ben Mills	**License:**	Public domain

[i39] - 004_002_003_image_bauchspeicheldruese.jpeg
https://upload.wikimedia.org/wikipedia/commons/1/12/Pancreas_2.png

Date:	2010-10-02	**door:**	Mikael Häggström
License:	Public domain		

[i40] - 004_003_001_image_zytokin.jpeg
https://upload.wikimedia.org/wikipedia/commons/c/c0/BDNF_1BND.jpg

Date:	2010-11-04	**door:**	Ayacop
License:	Public domain		

[i41] - 004_003_003_image_meditation.jpeg
https://upload.wikimedia.org/wikipedia/commons/0/00/Meditation_Focus_Point.jpg

Date:	2024-12-12	**door:**	Bondigoldwiki
License:	CC0		

[i42] - 005_002_002_image_muskelgewebe.jpeg
https://upload.wikimedia.org/wikipedia/commons/e/ed/Muscle_Tissue_Cardiac_Muscle_%2828184529378%29.jpg

Date:	2018-04-05	**door:**	Meisam
Kunstenaar:	Berkshire Community College Bioscience Image Library	**License:**	CC0

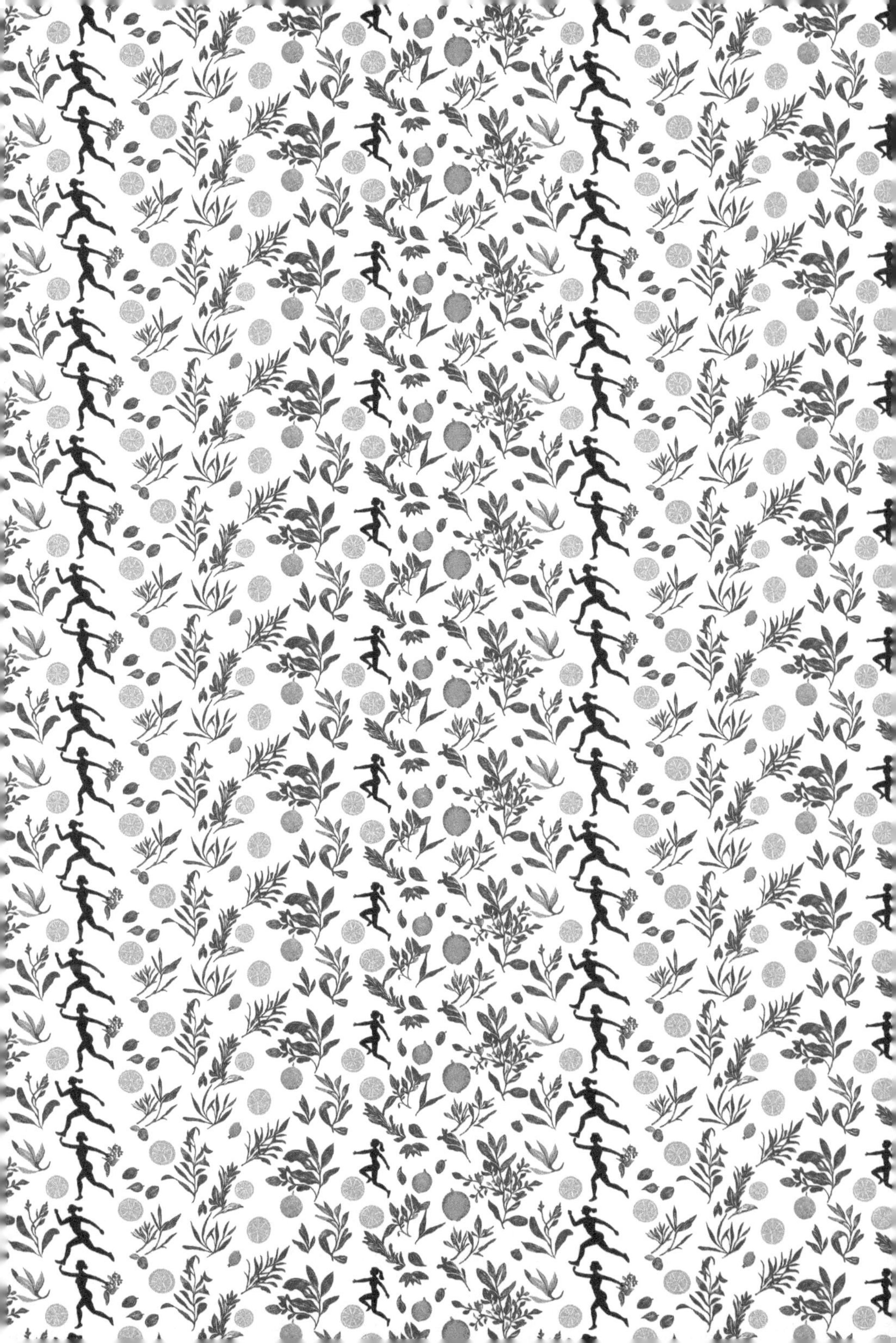

FSC
www.fsc.org
MIX
Papier | Fördert gute Waldnutzung
FSC® C083411

Kolibri 360 GmbH
Ferdinand-Jühlke-Straße 7
99095 Erfurt, Deutschland
produktsicherheit@kolibri360.de